中国器官移植发展基金会 资助出版

器官移植科普百问系列

移 问 医 答

肾移植100问

中国医药生物技术协会移植技术分会 组织编写

张 雷 张 更 主编

中国科学技术出版社

·北 京·

图书在版编目（CIP）数据

移问医答：肾移植100问 / 张雷，张更主编 . — 北京：中国科学技术
出版社，2022.1（2023.12 重印）

ISBN 978-7-5046-9198-9

Ⅰ.①移… Ⅱ.①张…②张… Ⅲ.①肾－移植术（医学）—问题解答
Ⅳ.① R699.2-44

中国版本图书馆 CIP 数据核字 (2021) 第 188564 号

策划编辑	丁亚红　焦健姿
责任编辑	丁亚红
装帧设计	佳木水轩
责任印制	李晓霖

出　　版	中国科学技术出版社
发　　行	中国科学技术出版社有限公司发行部
地　　址	北京市海淀区中关村南大街 16 号
邮　　编	100081
发行电话	010-62173865
传　　真	010-62179148
网　　址	http://www.cspbooks.com.cn

开　　本	889mm×1194mm　1/32
字　　数	159 千字
印　　张	8
版　　次	2022 年 1 月第 1 版
印　　次	2023 年 12 月第 2 次印刷
印　　刷	北京盛通印刷股份有限公司
书　　号	ISBN 978-7-5046-9198-9 / R·2783
定　　价	46.00 元

编著者名单

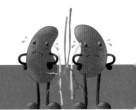

主　　审　陈　刚　华中科技大学同济医学院附属同济医院

　　　　　王长希　中山大学附属第一医院

主　　编　张　雷　海军军医大学附属长海医院

　　　　　张　更　空军军医大学附属西京医院

副主编　田普训　西安交通大学医学院第一附属医院

　　　　　林　涛　四川大学华西医院

　　　　　吴建永　浙江大学附属第一医院

　　　　　蔡俊超　苏州才博医学研究所

　　　　　朱　兰　华中科技大学同济医学院附属同济医院

编　　者　（以姓氏笔画为序）

　　　　　丁晨光　西安交通大学第一附属医院

　　　　　王　钢　吉林大学第一医院

　　　　　王振迪　华中科技大学同济医学院附属协和医院

　　　　　文吉秋　东部战区总医院

　　　　　卢　奕　成都市三松德森医院

　　　　　付迎欣　天津市第一中心医院

　　　　　代贺龙　中南大学湘雅二医院

　　　　　朱有华　海军军医大学附属长海医院

　　　　　刘龙山　中山大学附属第一医院

　　　　　许　亮　中国人民解放军第三医学中心

李　宁　山西省第二人民医院

邱　涛　武汉大学人民医院

林　俊　首都医科大学附属北京友谊医院

尚文俊　郑州大学第一附属医院

胡小鹏　首都医科大学附属北京朝阳医院

袁小鹏　中山大学附属第一医院

黄　刚　中山大学附属第一医院

谢佶君　中山大学附属第一医院

学术顾问　石炳毅　薛武军　朱有华

内容提要

　　编者从广大肾友提出的有关肾移植方面的上千个问题中归纳整理出百余个极具代表性的问题，由来自中国医药生物技术协会移植技术分会的20余位移植学专家，依据学科最新共识、指南及规范，同时结合自身临床实践经验对问题进行了细致解答。书中收录的问题均为肾友关心的核心问题，专家答疑科学专业，另配有视频解说，易于读者理解掌握，可作为肾移植患者的健康指导用书和移植随访医护人员的宣教手册。

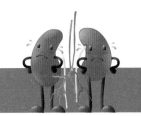

前　言

　　随着诊断和治疗技术的快速发展，器官移植的效果越来越好，接受移植的朋友（移友）越来越多。新生的机会来之不易，广大移友都希望能"一次移植，相伴终生"，而移植手术的成功仅是万里长征的第一步。人体的免疫系统像一个恪尽职守的警卫，时时刻刻对移植物这个"外来帮工"有排斥的冲动，崎岖的新生旅程需要移友和医生携手安度。免疫抑制的特殊状态会让移友产生许多难解的疑问，这些问题看似琐碎，实际涉及复杂的专业知识，是否正确理解以及能否适当处置直接影响移友的健康。但在现实医疗环境中，医生缺少向移友宣教答复的平台，移友寻医更是一号难求，求助于网络，获得的信息又五花八门、莫衷一是。

　　医患共同的迫切需求催生了我们以"移"友提"问"和"医"生回"答"的形式做移植科普系列图书的想法。中国医药生物技术协会移植技术分会的20多位临床移植专家，先从肾移植开始，收集广大肾友经常遇到的问题，再从上千个问题中精心摘选出百余个代表性问题，归纳为7个专题，然后参考当前学科最新共识、指南或规范，结合临床实践经验，用通俗的语言答疑解惑，并尽可能给出可操作的建议。移植技术分会所有主委、副主委均参与了稿件审阅，确保了书中内容的准确性。为使书中内容更易理解和传播，答疑专家还录制了解说视频。

本书的出版得到了中国器官移植发展基金会的资助。在本书即将付梓之际，感谢基金会对移植科普工作的鼎力支持，感谢各位移植前辈对本书及之后的系列图书的指导与督促，感谢中国医药生物技术协会领导和移植技术分会秘书处的多方协调，感谢各位作者对肾友的辛勤付出，感谢中国科学技术出版社编辑团队优质高效的工作。

希望这部《移问医答：肾移植100问》能够成为一个指路牌，帮助肾友走上健康坦途，同时希望下一部《移问医答：肝移植100问》能够早日与大家见面。

海军军医大学附属长海医院

空军军医大学附属西京医院

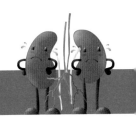

目　录

第 3 章 免疫抑制药

第 4 章 感染防治

第 5 章　其他常见并发症

第6章 肾移植术后"五高"的影响

第7章 生活起居

第1章
配型对移植的影响

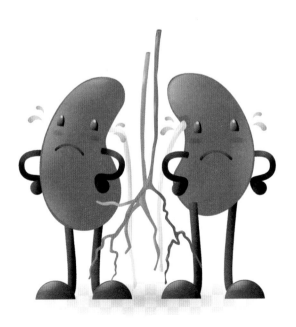

1 移植术前配型怎么样算配型成功，怎么样算不成功？

　　肾友们对肾移植配型是否成功非常关注，这里首先给大家介绍一下肾移植的组织配型包括哪些内容。移植前配型检测一般包括 ABO 血型鉴定和人类白细胞抗原（human lymphocyte antigen，HLA）鉴定两大类。此外，临床实验室也会做进一步精确的抗体检测，用来判定患者体内是否存在可能引起排斥反应的抗体，包括群体反应性抗体（panel reactive antibody，PRA）和淋巴毒试验（complement dependent cytotoxity，CDC）。下面我们逐一介绍。

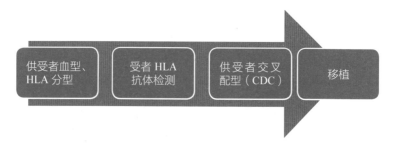

　　(1) ABO 血型：传统认为肾移植配型成功的首先要求是供受者间 ABO 血型相同或相容。例如，A 型受者只能接受 A 型或 O 型供者的肾脏，B 型受者只能接受 B 型或 O 型供者的肾脏，O 型受者只能接受 O 型供者的肾脏，而 AB 型受者可以接受任意血型的供者肾脏。目前中国人体器官分配与共享计算机系统也是按照这个原则进行肾脏分配的。但是，随着临床治疗技术的发展，目前在亲属活体供肾移植中，ABO血型不相合已不是移植的禁忌。换句话说，血型不合的肾移植在术前经过一段时间（通常1~2周）的处理后，也能达到与血型相合肾移植一样的短期和长期效果。所以血型不相容不代表配型不成功，但目前仅限于亲属活体肾移植，因为外来捐献供肾常常是急诊手术，受者很难有时间提前接受预存血型抗体的清除。

(2) HLA 配型：从字面上看 HLA 是"抗原"，但其实在大多数实验室检测的都是编码 HLA 抗原的 HLA 基因，因为基因检测更准确。经典的 HLA 基因包括一类（A、B、C）和二类（DR、DQ、DP），每个基因座位有 2 个等位基因共显性编码 HLA 抗原，所以 HLA-A、HLA-B、HLA-C、HLA-DR、HLA-DQ、HLA-DP 这 6 个基因座位共编码 12 个 HLA 分子，这就是平常肾友们说的"配了几个点"。每个移植医院配型的"点数"稍有差别，但至少会检测受者和供者的 HLA-A、HLA-B 和 HLA-DR 这 6 个位点。由于 HLA 基因具有丰富的多态性，意思是"人和人不一样"，所以非亲缘的不同人之间的 HLA 完全相配的概率非常低。好在随着免疫抑制治疗的进步，HLA 错配数量与肾移植后早期效果的相关性已逐渐下降，所以即使一个位点都没配上，也不能就说配型失败了，在其他条件满意的情况下也可进行移植（例如夫妻之间肾移植）。

(3) PRA 检测：这是筛查受者的血中是否存在针对人群所

有常见 HLA 抗原的抗体。如果为阳性，就代表存在 HLA 抗体。这时需要进一步采用更高级的试剂和设备来确定 HLA 抗体的具体型别，并对照潜在供者的 HLA，来区分 HLA 抗体是否为供者特异性抗体。如果确定为供者特异性抗体，而且水平很高，那么这些抗体极可能在肾移植后早期就导致严重的排斥反应。这种情况就是配型不成功，肾移植不能实施。相反，如果 HLA 抗体为非供者特异性抗体或者较弱的供者特异性抗体，那么配型也是可以接受的，在特殊的处理后可以实施肾移植。

(4) CDC 试验：这是把供者的淋巴细胞与受者的血清进行反应，看受者的血里有没有针对供者淋巴细胞的抗体。结果用百分比表示，数值越大，代表供者的淋巴细胞被受者的抗体杀伤越多，移植越危险。通常以 > 10% 判为结果阳性，是移植的禁忌证，代表配型失败，移植不能实施。

（付迎欣）

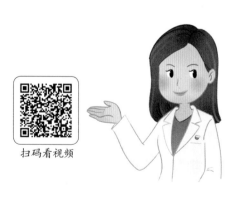

扫码看视频

视频 1-1　肾移植术前配型的介绍

ABO 血型一样才能移植吗？

　　血型检测是每一个终末期肾病患者在接受肾移植之前必须要做的检查，供者和受者血型相合是肾移植前提之一。在移植门诊经常碰到患者拿到检查结果问："医生，我妈和我血型不一样，我是不是不能接受我妈的肾脏呀？"那么供者和受者的血型如何才算是相合呢？必须是完全一样吗？

不同血型示意图

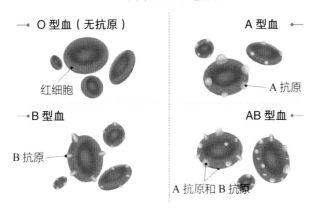

　　首先，我们需要先了解人体的血型系统。什么是血型呢？尽管血型有很多种分类，但是应用最广泛的是 ABO 血型系统。ABO 血型是根据红细胞膜上是否存在 A 抗原和 B 抗原分成 4 种血型。举例来说，如果你的红细胞上仅有 A 抗原，那么你就是 A 型血；如果仅有 B 抗原，那么你的血型就是 B 型血；如果既有 A 抗原又有 B 抗原，那么就是 AB 血型。那么问题来了，如果既没有 A 抗原又没有 B 抗原呢？这就是老百姓口中的"万能血" O 型血了。

血液中除了红细胞之外还有血清，不同血型的人血清中又含有不同血型抗原的抗体，例如 A 型血的人红细胞是 A 抗原，其血清中的抗体则是 B 抗体；AB 型血的人血清中既没有 A 抗体，也没有 B 抗体。那么如果是 O 型血呢？留给大家思考哦。

说了这么多，终于要揭晓谜底了：肾移植中供受者血型如何才是血型相合呢？其实很简单，供者和受者的血型符合输血原则就可以了：A 型受者接受 A 型（相同）或者 O 型（相容）受者肾脏，B 型受者接受 B 型（相同）或者 O 型（相容）供者肾脏，AB 型受者接受 AB 型（相同）、A 型、B 型或 O 型（相容）供者肾脏，O 型受者只能接受 O 型供者的肾脏。

表 1–1　不同 ABO 血型的移植患者的最佳、可接受和
相对禁忌的供者血型列表

患者血型	最佳供者血型（相同）	可接受供者血型（相同）	相对禁忌供者血型（不相同）
A	A	O	B、AB
B	B	O	A、AB
AB	AB	A、B、O	无
O	O	无	A、B、AB

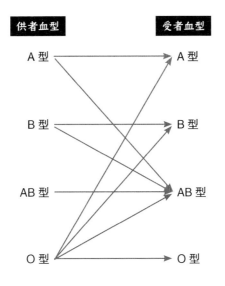

那么供者和受者 ABO 血型不合能肾移植吗？

答案是"有条件则允许"，《中国活体供受者肾移植临床指南》推荐在无血型相合供者且受者病情不允许等待公民逝世后捐赠肾源时可以考虑血型不相合肾移植。目前，血型不相合肾移植已经在南华大学第二医院、四川大学华西医院等国内近 40 家医院成功开展，并且移植效果和血型相合肾移植相近。在日本和韩国，亲体间的跨血型肾移植均已实施了超过 2000 例，完全达到了与血型相合亲体肾移植一样的长期效果，并且优于他人生后捐献供肾的长期效果。所以，不一定血型相合才能肾移植。但建议在经验丰富的大移植中心进行，并且以亲属（包括夫妻）捐献为主要供肾来源。

哪些情况属于 ABO 血型不相合肾移植呢?

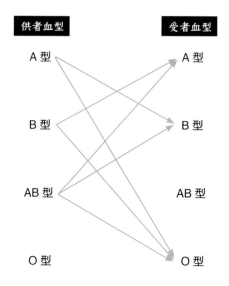

需要再次强调的是，ABO 血型不合肾移植技术是跨血型的、非常规的移植技术，也是一项较复杂的、需要精心策划和严密监测的治疗方案。受者体内血型抗体是造成超急性排斥反应的主要威胁。因此，血型不相合肾移植成功的关键是移植手术前清除受者预存的血型抗体，并且肾移植术后早期保证较低的血型抗体水平。

血型不相合肾移植相对于血型相合肾移植的"疗效"有没有差别呢?

随着新型免疫抑制药和更完善的移植前预处理方案的应用，血型不相合肾移植的肾友存活时间、移植肾存活时间与血型相合肾移植无差别。由于预处理方案的应用，血型不相合肾移植肾友发生出血、感染等并发症的发生率相对于血型相合肾移植肾友有所增加。因此，如果接受了血型不相合肾移植，要更加注意术后规律随访，在移植医生的指导下用药。除此之外，因为移植手术之前需要进行预处理清除血型抗体，医疗花费较血型相合亲属供肾移植会高一些。

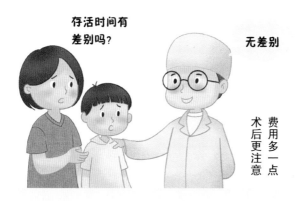

最后，除了 ABO 血型系统外，我们也简单地介绍一下 Rh 血型。Rh 阳性的供肾移植给 Rh 阴性的受者，由于肾脏不表达 Rh 抗原，所以移植是没有问题的。反之，对于 Rh 阴性的供肾移植给 Rh 阳性的受者，一般也没有问题，但需警惕术后早期有发生过客淋巴细胞综合征的风险（大约 10%），可能导致受者溶血性贫血。

（林　涛）

3 爸爸是 B 型，能给 O 型的儿子捐肾吗?

爸爸是 B 型血，能给 O 型血的儿子捐肾吗?
可以的，此病例属于血型不合亲属供肾移植

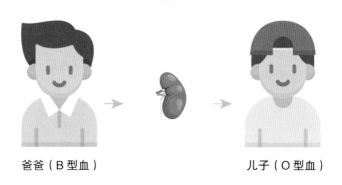

爸爸（B 型血）   儿子（O 型血）

　　这就是我们前面所说的血型不合亲属供肾移植。在这个病例中，医生会先给儿子（受者）检查血清中抗 B 抗体（包括 IgG 抗体和 IgM 抗体）的基础滴度，再根据滴度的高低来确定预处理方案的强弱。通常首先会在手术前 1～2 周给受者吃上抗排斥药物，在手术前 1 周静脉注射利妥昔单抗（剂量100～300mg），再辅助 1～3 次血浆置换，把抗 B 抗体的 IgG 和 IgM 滴度都降到 1 : 8 以下，O 型儿子就可以安全地接受 B 型父亲的供肾移植了。如果儿子的血型抗体基础滴度本身就很低（＜1∶8），那么术前的血浆置换甚至可以省略。相反，如果儿子的血型抗体的初始滴度非常高（如＞1∶2056），那么抗体滴度降到＜1∶16也可考虑实施肾移植了。

（林　涛）

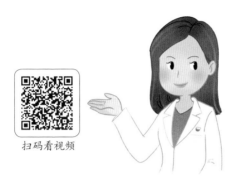

扫码看视频

视频1-2　供受者的血型匹配和血型不合肾移植的介绍

母亲给子女供肾，但是淋巴毒试验弱阳性，这种情况下能做肾移植手术吗?

　　首先让我们了解一下什么是淋巴毒试验。淋巴毒试验属于经典的移植前配型相关项目，主要目的是了解受者的血液中是否存在针对供肾者淋巴细胞的抗体。淋巴毒试验阴性代表没有抗体，弱阳性代表有一定的抗体，强阳性代表有高水平的抗体。这些供者特异性抗体（donor specific antibody，DSA）一旦在淋巴毒试验中被检出，则预示着它们对供者的肾脏也有破坏作用，很可能导致术中或术后出现严重的排斥反应，造成移植失败。

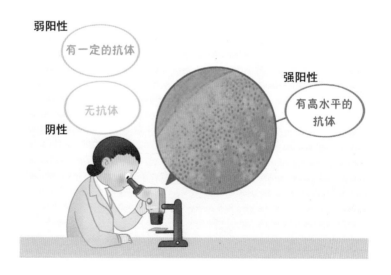

那有没有什么办法可以清除这些抗体呢？

方法是有一些的，包括血浆置换或免疫吸附、输注丙种球蛋白（IVIG，简称丙球或球蛋白）、静脉输液利妥昔单抗、口服免疫抑制药等。通过一定疗程的组合治疗，抗体或多或少可以得到一定程度的下降。回到文首的问题，即使母亲与子女的淋巴毒试验为弱阳性，但只要子女提前一段时间接受治疗，使抗体降下来，即淋巴毒试验转阴了，那么就能接受肾移植手术了。

（朱　兰）

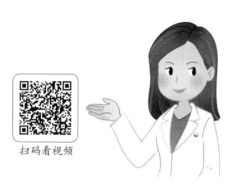

扫码看视频

视频 1-3　母亲给子女捐肾，淋巴毒试验弱阳性了怎么办？

群体反应性抗体阳性能否行肾移植手术?

这个问题非常好,因为近年随着二次移植的增多,群体反应性抗体阳性的情况越来越普遍。但这个 PRA 阳性本身不是肾移植手术的禁忌证,只是代表着配型难度增加及移植后出现抗体介导的排斥反应的风险增加。

为什么这么说呢? 我们先来看一下概念。群体反应性,顾名思义指的是对潜在捐献者这个群体的总体反应性,我们用 0%~100% 表示。抗体,这里特指抗 HLA 抗体,由以往妊娠、输血和接受过移植而产生。如果 PRA 阴性,代表患者血循环中没有抗 HLA 抗体,预测患者与任意一个捐献者的淋巴毒试

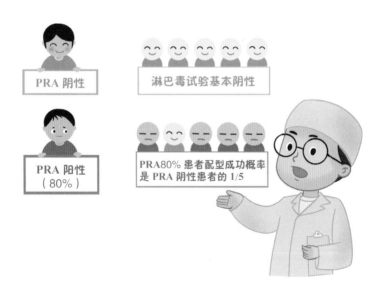

PRA 阴性

淋巴毒试验基本阴性

PRA 阳性
(80%)

PRA80% 患者配型成功概率是 PRA 阴性患者的 1/5

验都为阴性。如果 PRA 阳性，即表示患者体内存在有抗 HLA
抗体。医生通常称 PRA 阳性患者为"预致敏"患者。以 PRA
等于 20% 为例，意指这些抗体会引起与 100 个捐献者中大约
20 个捐献者的淋巴毒试验出现阳性。如果 PRA 为 80%，则暗
示着患者的抗 HLA 抗体可能会与 100 个捐献者中的 80 个捐献
者都出现淋巴毒试验阳性，那么配型成功的概率就只有 PRA
阴性患者的 1/5 了。

　　简单地说，即使 PRA 阳性，但与恰好有个捐献者的淋巴
毒试验为阴性，则是能够进行移植手术的。因为这些抗 HLA
抗体恰好不直接针对这个捐献者，不属于供者特异性抗体，或
者只是存在低水平或淋巴毒作用较弱的 DSA，因此不会引起
移植术中的超急性排斥反应。

（朱　兰）

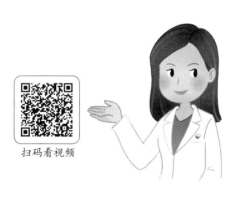

扫码看视频

视频 1-4　PRA 阳性能否行肾移植手术？

6 术前 DSA 阳性怎么办?

要回答这个问题,首先得看看 DSA 是用什么方法检测出阳性的。

如果是用捐献者的淋巴细胞作为"靶点",做淋巴毒试验结果提示为阳性,那么这个术前 DSA 是非常危险的,极可能导致严重的早期排斥反应,移植手术不宜进行。那么怎么办呢? 这时要看供者是亲属活体还是逝世后器官捐献者。如果是亲属活体供者,手术时间可以掌控,则能通过一段时间的预先处理 DSA,包括血浆置换或免疫吸附、输注丙种球蛋白、静脉输液利妥昔单抗、口服免疫抑制药等治疗。等淋巴毒试验结

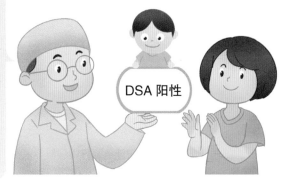

阳性 DSA 不一定都会引起阳性的淋巴毒试验结果。只要淋巴毒试验为阴性,就有移植的机会。

单抗原微珠法

DSA 阳性

果转阴后，再进行捐肾和移植手术。但如果是逝世后器官捐献供肾，由于时间不等人，患者只能放弃这次移植，等待下一次机会了。

如果是用 Luminex 单抗原微珠作为"靶点"，结合供者的 HLA 位点来判断是否存在 DSA，则即使 DSA 阳性也有可能进行移植。因为单抗原微珠法是一种十分敏感的技术，它检测到的阳性 DSA 不一定都会引起阳性的淋巴毒试验结果。只要淋巴毒试验为阴性，就有移植的机会。但这里一定要提醒和重点说明的是，即使淋巴毒试验阴性，移植手术成功完成了，这些阳性 DSA 仍可能导致移植后 1 个月内发生急性抗体介导性排斥反应，甚至移植失败，故应尽量避免或者通过预处理把 DSA 降到较低水平。具体到什么水平较为安全，取决于各个移植中心配型室的检测和经验。

（朱　兰）

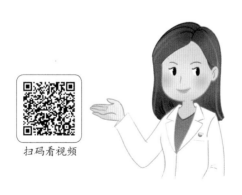

扫码看视频

视频 1-5　术前 DSA 阳性怎么办？

"配上几个点"是什么意思？匹配 2～3 个位点与 5～6 个位点对移植效果有影响吗？

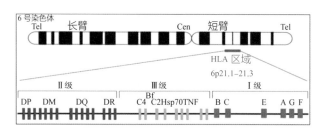

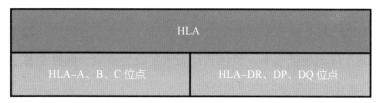

　　肾友们术前常听说的"配了几个点"指的是肾移植供者和受者常检测的 6 个 HLA 基因座位（A、B、C、DR、DP、DQ）上 12 个基因中有几个是相同的。相同的 HLA 基因个数越多，代表受者和供者遗传背景越相近，器官相容性越好，排斥反应的风险越低，长期效果更好。那么要看"配上几个点"，首先得看"配了几个点"。以这个题目为例，如果只检测了 A、B 和 DR 这 3 个基因座位的 6 个基因，那么匹配 3 个点就算配上一半，匹配 6 个位点就是全部匹配了，是非常理想的配型。

国外已有大量临床观察提示，HLA 全配肾移植的 10 年移植肾存活率高于 HLA 半配，而 HLA 半配的 10 年移植肾存活率又高于 HLA 全不配或只配上 1～2 个点的情况。所以亲属活体供肾移植的长期效果较好也与 HLA 匹配程度普遍较高有关。以兄弟姐妹之间及父母与子女间肾移植为例：同父同母的兄弟姐妹之间的 HLA 基因有 1/4 的机会完全相同（全配），1/4 机会完全不相同（全不配），以及 1/2 机会一半相同（半配）。父母与子女之间则至少有一半相配（因为子女从父亲和母亲身上各遗传 1 条单倍体）。对于非亲属移植，由于寻找配型位点多的供者同时意味着等待时间增加，所以需综合考量。虽然配上的位点越多越好，但有时不可强求。

（付迎欣）

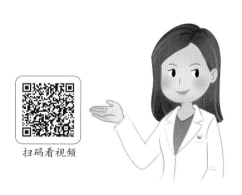

扫码看视频

视频 1-6　配上几个点是什么意思？配上位点的个数对移植效果有无影响？

8 肾脏"男女"有别吗?

肾脏"男女"有别吗?
差别不大,要看供者年龄、供肾基础条
件、供受者之间的匹配程度等更重要指标

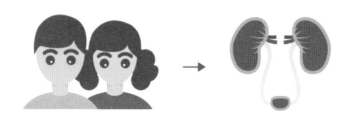

差别不大。虽然由于男性体格普遍较女性大,所以男性的供肾大小通常比女性供肾大一点,肾功能也强一点,但并不是男性供肾都全部比女性供肾好,还要看供者年龄、供肾基础条件、供受者之间的匹配程度等更重要指标。对于男性供肾,女性受者比男性受者相对移植物丢失的风险要高一点,而男性的受者接受男性的供肾,长期存活率也略占优势,因此男性受者倾向于接受男性的肾脏,女性的受者倾向于接受女性的供肾。其中的机制不是非常明确,可能和雌激素水平及男性携带 *hy* 基因有关。

(付迎欣)

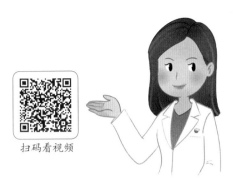

扫码看视频

视频1-7 肾脏"男女"有别吗？

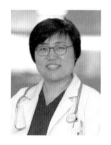

付迎欣 博士，主任医师，博士研究生导师，美国约翰霍普金斯大学博士后，现任天津市第一中心医院肾移植科主任，从事肾移植和胰腺移植外科临床及科研工作，累计完成肾移植 1000 余例、胰肾联合移植 80 余例，开展达·芬奇手术机器人肾移植术等外科新技术。临床开展胰肾联合移植治疗 2 型糖尿病合并终末期肾病，开展低温及常温机械灌注等器官保存质量改善相关研究，以及抗体介导排斥反应防治相关研究。

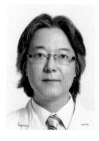

林　涛 四川大学华西医院泌尿外科教授，博士研究生导师，器官移植中心副主任。在活体肾移植、血型不合移植、机器人辅助肾移植及排斥反应的防治等方面居领先地位。现任中华医学会器官移植学分会委员，中国医师协会移植分会肾移植学组副组长，中国医疗保健国际交流促进会肾脏移植分会副主任委员，中国医药生物技术协会移植技术分会副主任委员，海峡两岸医药卫生交流协会器官移植分会常委，中国肾脏移植质控委员会委员。

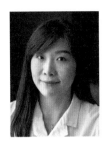

朱　兰　博士，副主任医师，硕士研究生导师。中华医学会器官移植分会儿童器官移植学组委员，中国医药生物技术协会移植技术分会常务委员兼学术秘书长，中国医师协会器官移植分会儿童器官移植专业委员会委员，《中华器官移植》杂志特邀编委。在国内外期刊发表论文50余篇，参编著作13部。曾在美国Terasaki实验室研究肾移植HLA抗体，现专业方向为肾移植体液免疫、儿童肾移植、多次肾移植、移植后妊娠。

参考文献

[1] Peter T , Mctaggart S J , Anna F . The impact of donor/recipient age difference and HLA mismatch on graft outcome in pediatric kidney transplantation[J]. Pediatric Transplantation, 2018,22(7).

[2] Shi X, Liu R, Xie X, et al. Effect of human leukocyte antigen mismatching on the outcomes of pediatric kidney transplantation: a systematic review and meta-analysis[J]. Nephrol Dial Transplant,2017,32(11):1939–1948.

[3] Ko E J, Yu J H, Yang CW, et al. Clinical outcomes of ABO– and HLA–incompatible kidney transplantation: a nationwide cohort study[J]. Transpl Int,2017,30(12),1215–1225.

[4] Uchida J, Kosoku A, Kabei K, et al. Clinical Outcomes of ABO–Incompatible Kidney Transplantation in Patients with End–Stage Kidney Disease due to Diabetes Nephropathy [J]. Urol Int,2019,102(3):341–347.

[5] Kim H, Choe W, Shin S, et al. ABO–incompatible kidney transplantation can be successfully conducted by monitoring IgM isoagglutinin titers during desensitization [J]. Transfusion, 2020, 60(3),598–606.

[6] Koo T Y, Lee J H, Min S I, et al. Presence of a survival benefit of HLA–incompatible living donor kidney transplantation compared to waiting or HLA–compatible deceased donor kidney transplantation with a long waiting time[J]. Kidney Int, 2021.

[7] Jackson K R, Long J, Motter J, et al. Center–level Variation in HLA–incompatible Living Donor Kidney Transplantation Outcomes[J]. Transplantation, 2021, 105(2): 436–442.

[8] Togninalli M, Yoneoka D, Kolios AGA, et al. Pretransplant Kinetics of Anti–HLA Antibodies in Patients on the Waiting List for Kidney Transplantation[J]. J Am Soc Nephrol,2019,30(11):2262–2274.

[9] Senev A, Lerut E, Van Sandt V,et al. Specificity, strength, and evolution of pretransplant donor–specific HLA antibodies determine outcome after kidney transplantation[J]. Am J Transplant,2019,19(11):3100–3113.

[10] Cooper J E. Desensitization in Kidney Transplant: A Risky (but Necessary?) Endeavor for Those With Limited Options[J]. Transplantation,2019,103(12).

[11] Süsal C, Opelz G. Transplantation: Desensitization and survival in kidney transplant recipients[J]. Nat Rev Nephrol,2017,13(4):196.

[12] Sypek M, Kausman J, Holt S, et al. HLA Epitope Matching in Kidney Transplantation: An Overview for the General Nephrologist[J]. Am J Kidney Dis, 2018, 71(5): 720–731.

[13] Opelz G, Döhler B, Middleton D, et al. HLA Matching in Pediatric Kidney Transplantation: HLA Poorly Matched Living Donor Transplants Versus HLA Well–Matched Deceased Donor Transplants[J]. Transplantation, 2017, 101(11): 2789–2792.

[14] Melk A, Babitsch B, Borchert–Mörlins B, et al. Equally Interchangeable? How Sex and Gender Affect Transplantation[J]. Transplantation, 2019,103(6):1094–1100.

[15] Mustian M N, Kumar V, Stegner K, et al. Mitigating Racial and Sex Disparities in Access to Living Donor Kidney Transplantation: Impact of the Nation's Longest Single–center Kidney Chain[J]. Ann Surg,2019,270(4):639–646.

第 2 章
排斥反应

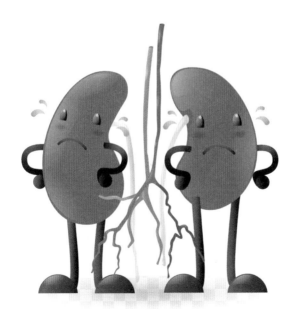

9 什么叫"排异"，就是排斥反应吗？

　　"我手术的地方有时候会疼，是不是有排异？""最近感觉尿变少了，早晨起床眼睛有点肿，是不是排异了？""最近血压有些高，有时候胸闷心慌，是不是移植肾出了问题？"经常有肾友问上述问题，因为排斥反应是大家最担心的问题之一。排斥反应的英文是 rejection，直译是"拒绝"的意思，是指受者的免疫系统拒绝接受外来的肾脏。"排异"顾名思义指"排除异己"，比较通俗易懂，肾友经常使用这个名词，从医学专业角度则称为排斥反应。

（刘龙山）

10 为什么会发生排斥反应？

每个人都有一套完整的免疫系统，实时监控体内环境。简要来说，人体的血管和淋巴管分布于全身各处，多种免疫细胞在血液和淋巴管道内循环流动，当发现外来有害物质（如细菌、病毒）或自身产生的异常物质（如衰老或突变细胞），这些免疫细胞立即赶到相应的位置进行清除，从而维持体内环境清洁，这是人体控制感染、预防肿瘤和自身免疫病的重要机制。

器官移植是人类医学史上最伟大的技术发明之一，通过外科手段把一个人（供者）的器官植入到另外一个人（受者）体内，从而挽救受者的生命与健康。移植手术完成的那一刻，受者的血液灌入移植的器官内，新器官由此开始工作。但同时，受者的免疫细胞也随血流进入移植器官内，鉴别出移植器官不是自己的器官，将其定义为外来有害物质，从"保护自身"的角度启动了免疫攻击，从而产生排斥反应。

那么，受者的免疫细胞是如何鉴别出移植器官不是自己的器官呢？具体的免疫学原理比较复杂，可简单理解为，人体有一套独特的标签编码系统，称为人类白细胞抗原（HLA），肝、肾、心、肺等器官的细胞上都天然带有 HLA 标签。同一个人的细胞和器官的细胞上都带有相同的 HLA 标签，而不同人之间的 HLA 标签却千差万别，这称之为 HLA 多态性。HLA 标签编码系统可以形象理解为"二维码"，每个人都拥有专属的HLA"二维码"，通过"二维码"区分自己和他人。除了同卵双生，不同个体的"二维码"均不相同。免疫细胞通过扫描供者器官细胞上的"二维码"，就可以判断是不是自己的器官了。判断供者和受者HLA之间的差异程度，就是肾友十分关注的"配了几个点"，是肾移植术前组织配型的主要内容之一。从理论上讲，供者和受者的HLA"编码"差别越小，发生排斥反应的风险越低。为了保护移植器官免受攻击，医生会使用多种免疫抑制药，通过短期清除免疫细胞或持续抑制免疫细胞的功能，预防发生排斥反应。

有肾友会问，既然吃了免疫抑制药，为什么还会发生排斥反应？这是因为免疫抑制药物并没有彻底关闭受者的免疫系统，否则会发生严重的感染和肿瘤。肾友每天都要定时服用免疫抑制药，移植医生调整药物剂量使其免疫力维持在相对较低的平

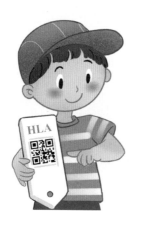
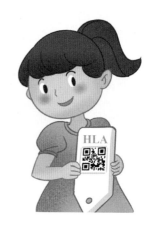

衡点，既能预防排斥又不明显增加感染。免疫抑制药物强度与受者的免疫系统功能此消彼长，在某些诱发因素下，例如漏吃药、少吃药、感染、胃肠道不良反应、药物浓度明显降低及熬夜、劳累等，受者免疫系统会伺机攻击移植肾而发生排斥反应。

需要说明的是，除了 HLA 编码系统，一些其他同种异体抗原也会刺激人体产生抗体，导致排斥反应，我们将其统称为"非 HLA 抗体"，如 MHC I 类相关链 A（MICA）抗体、血管紧张素 II –1 型受体（AT1R）抗体、抗血管内皮细胞抗体及集聚蛋白、波形蛋白、凝集素内皮因子抗体等。以上"非 HLA 抗体"在移植前配型阶段还做不到预判和避免，若在移植后产生这些抗体可能会导致排斥反应而缩短移植肾长期存活时间。因此，各位尿毒症肾友等待期间没有必要为了"最高的点数"而贻误移植时机，移植术后也需要定期复查让移植医生保驾护航。

（刘龙山）

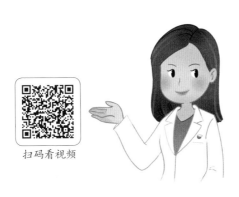

扫码看视频

视频 2-1 为什么会发生排斥反应？

11 排斥反应有哪些表现?

假如患者做完肾移植手术后，免疫抑制药物剂量不足，其免疫系统就会启动，并持续不断地攻击移植肾，新肾精密的结构和功能会遭受破坏，导致尿量减少、血肌酐和尿素氮升高，有些肾友会同时出现蛋白尿，肾脏变得肿胀，肾友会感觉到手术部位胀痛或不适，出现血压升高、全身免疫反应，可能导致发热。如果发生剧烈的排斥反应，肾脏内部被破坏出血，导致血尿甚至移植肾破裂出血，严重时可能危及生命，常需要切除移植肾，重新规律透析。以上是急性排斥反应的典型临床表现，但实际上出现以上所有情况的肾友并不多见，因为大多数排斥反应是在服用免疫抑制药物的情况下发生（除非肾友自己停药），这些药物仍会起到减轻排斥反应的作用。

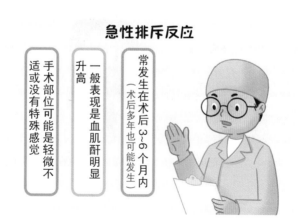

急性排斥反应

手术部位可能是轻微不适或没有特殊感觉

一般表现是血肌酐明显升高

常发生在术后3~6个月内（术后多年也可能发生）

多数排斥反应大致可分为急性和慢性两大类。急性排斥反应，常发生在术后3~6个月内，但术后多年也可能发生。一般表现是血肌酐明显升高，常伴尿量减少，手术部位可能会有肿胀、疼痛，也可能是轻微不适或没有特殊感觉，不一定有发热症状，血压可能升高。慢性排斥反应，通常发生在移植手术3个月后，多数表现是血肌酐缓慢升高和（或）出现蛋白尿。有的肾友是血肌酐缓慢升高；有的肾友是血肌酐正常或稳定，但有蛋白尿；有的却是两者皆有。早期常无其他表现，随着病情进展可能会逐渐出现尿量减少、血压升高等情况。

表2-1　急性与慢性排斥反应的比较

	急性排斥反应	慢性排斥反应
发生时间	常在术后3~6个月内发生，术后多年也可能发生	常在术后3个月以后发生
血肌酐水平	明显升高	缓慢升高
蛋白尿	不常出现	常出现
尿量减少	常出现	随着病情进展可能出现
移植肾肿胀、疼痛	可能出现	不出现
发热	可能出现	不出现
血压升高	可能出现	随着病情进展可能出现

需要说明的是，并不是只有排斥反应才会出现上述症状，其他病情也会导致类似情况。例如，手术部位表浅或深部的不适感，可能是手术切口瘢痕修复、局部组织牵扯的结果，甚至也可能是局部的肠道反应；血肌酐升高，可能是病毒感染、肾病复发、药物肾毒性、体液不足、熬夜劳累的结果；蛋白尿也可能是肾病复发、感染或肿瘤等所致；早晨眼睑轻微肿胀，也可能是对床褥螨虫过敏，眼睛局部炎症或用眼过度等；血压高、胸闷心慌，也可能是心脏功能不好导致。因此，肾友发现异常或不适症状时，需及早就诊，由医生采集资料、完善检验检查，必要时移植肾穿刺活检，及早诊断和治疗，保护移植肾。

（刘龙山）

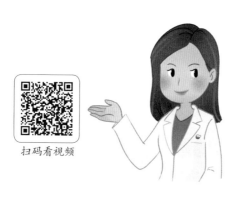

扫码看视频

视频 2-2 排斥反应有哪些表现？

12 肾移植术后1周，医生说我有"急性排斥反应"，对预后有影响吗？

做完肾移植手术，医生告诉我发生了急性排斥反应，会对移植肾有多大的影响？对长远预后有无影响？该怎么办呢？很多肾友们一听到急性排斥就"谈排色变"，其实肾移植术后早期发生急性排斥反应并不少见，目前我们在急性排斥反应的诊断与治疗上都日趋成熟。

首先，根据排斥反应的发生机制、病理改变、发病时间与临床特点将其分为四种类型，即超急性排斥反应、急性加速性排斥反应、急性排斥反应和慢性排斥反应。而临床医生又将

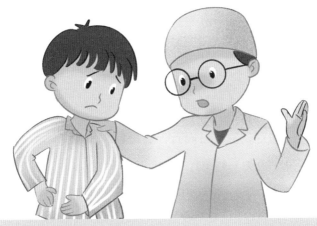

早期发生急性排斥反应并不少见，目前我们在急性排斥反应的诊断与治疗上都日趋成熟

排斥反应分为 T 细胞介导的排斥反应和抗体介导的排斥反应。听到这么多排斥类型，肾友们不必过度焦虑，现阶段对各种排斥反应类型都已经有了深入研究和良好的处理手段。

急性排斥反应是肾移植术后最为常见的，占 90%。医生往往根据肾友们的临床症状、肌酐及尿量情况、抗体水平监测和移植肾彩超结果来进行临床诊断。同时也可通过移植肾穿刺活检，在显微镜下，通过国际统一的病理标准，来区分是急性 T 细胞介导的排斥反应还是急性抗体介导的排斥反应，而临床上急性 T 细胞介导的排斥反应较多见。

那么，术后 1 周发生急性排斥反应，对预后影响如何，其实取决于是发生了哪种类型的急性排斥反应。大多数急性排斥反应是 T 细胞介导的排斥反应，通过激素冲击治疗，或通过抗人胸腺细胞免疫球蛋白等生物制剂治疗，均可以取得很好的疗效，成功治疗的急性 T 细胞介导的排斥反应不会导致移植肾组织病理学后果，对预后基本无影响，肾友们也可以放心。还有一部分排斥反应则是急性抗体介导的排斥反应，移植肾损伤常较重，通常采用血浆置换联合静脉注射免疫球蛋白及利妥昔单抗等治疗，治疗时间长，费用较高，治疗效果也因人而异。若发生该类型的急性排斥反应，肾友们应积极配合治疗，不放弃任何希望。

表 2-2　T 细胞介导与抗体介导的排斥反应的比较

	T 细胞介导的排斥反应	抗体介导的排斥反应
治疗方法	激素冲击治疗或抗人胸腺细胞免疫球蛋白等生物制剂治疗	血浆置换联合静脉注射免疫球蛋白及利妥昔单抗等治疗
治疗时间及花费	短，花费一般	长，花费较高
效果评价	疗效显著	因人而异
移植肾预后	成功治疗后基本无影响	需要尽早诊断治疗

因此，为了减少肾移植术后抗体介导排斥反应的发生，预防是关键。我们可以通过肾移植术前动态监测抗体变化、脱敏治疗及避开预存供者特异性抗体等方法来有效预防排斥反应的产生。同时，早发现、早诊断、早治疗可有效降低对预后的影响。

（代贺龙）

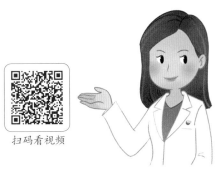

扫码看视频

视频 2-3　肾移植术后 1 周，医生说我有"急性排斥反应"，对预后有无影响？

13 为什么我这次急性排斥"冲了激素"效果不好?

肾移植术后发生了急性排斥,医生给患者"冲了激素",却效果不好。肾友们难免会因此焦虑起来,为什么会效果不好呢?还有没有其他办法呢?

著名教育大师戴尔·卡耐基曾经说过:"记住,你是世上独一无二的。"同样,每个患者个体差异不同,在疾病发生发展上也是独一无二的。有的肾友急性排斥"冲了激素"效果显著,排斥得以控制,肌酐恢复正常;有的肾友急性排斥"冲了激素"效果却不佳,那么到底是哪些因素导致了效果不好呢?

首先,急性排斥反应的发生机制相对复杂,往往一部分肾友可能出现了激素难治性急性 T 细胞介导的排斥反应,或者抗体介导的排斥反应。那么此时冲击激素,可能效果欠佳,需要进一步使用生物制剂或者采取血浆置换或中和抗体等其他治疗方案。

其次,医生往往是根据临床症状、肌酐及尿量情况、抗体水

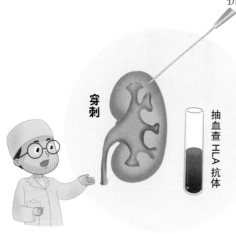

穿刺

抽血查 HLA 抗体

平监测和移植肾彩超结果来做的临床诊断，而非病理诊断。肾友们也有可能是移植肾肾病复发、BK 病毒相关性肾病，而非急性排斥，所以效果不佳。

每个人对药物的敏感性也不同，对于这种"冲了激素"效果不好的肾友，医生往往会建议尽早行肾脏病理穿刺，这是检测排斥等病情的金标准。同时，检查群体反应性抗体或者抗体细分检查，明确排斥原因，是何种类型的排斥，继而针对性治疗。如此一来，先搞清楚是什么原因的排斥和什么类型的排斥，再进行针对性治疗，效果也会不错。

因此，为什么这次急性排斥"冲了激素"效果不好？总结来说，则是可能发生了激素难治性急性排斥或抗体介导排斥，也可能是移植肾肾病复发、BK 病毒相关性肾病。应积极行肾脏病理穿刺等进一步检查明确原因从而针对性治疗，降低对远期预后的影响，说到这里，大家明白了吗？

（代贺龙）

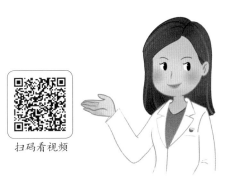

扫码看视频

视频 2-4　为什么我这次急性排斥"冲了激素"效果不好？

14 为什么医生这次用"抗体药"治疗排斥？

发生了排斥反应，医生会根据情况给一部分肾友用激素冲击疗法，而有的会选择给肾友使用"抗体药"。相信各位肾友对"抗体药"也不陌生，因为大多数"抗体药"有一个共同特点，就是价格昂贵。那么，究竟哪些药是"抗体药"？什么情况下会用上"抗体药"呢？

其实，"抗体药"是我们医生对于不同类型不同情况下的排斥反应而使用的一种特殊的生物制剂，它包括多克隆抗体和单克隆抗体。我们常见的有兔抗人胸腺细胞免疫球蛋白、重组利妥昔单抗等，它们被广泛使用在各类器官移植术后抗排斥治疗中。它们是抗排斥治疗的法宝，大大提高了抗排斥治疗效果。"抗体药"杀死特定的免疫细胞，清除抗体，可以说是我们医生手中的"核武器"。

那么，肾友们又会问，在哪种情况下使用"抗体药"呢？当出现激素难治性急性细胞介导的排斥反应和急性抗体介导的排斥反应时，为了达到抗排斥效果，医生此时往往会针对性选用"抗体药"。然而，与单纯的细胞介导的排斥治疗相比，治疗急性抗体介导的排斥反应的主要目的是去除现有抗体并抑制其再度生成，但后者治疗效果欠佳，但肾友们也不必过于担心，除了"抗体药"之外，血浆置换、蛋白A免疫吸附也是

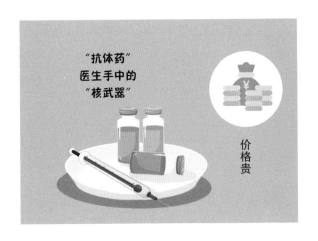

如今很好的治疗手段。

　　所以，医生选用"抗体药"抗排斥，是基于不同排斥反应的特点所采取的个体化免疫治疗方案，来减轻或延缓其对移植肾功能的损害。肾友们积极配合医生治疗，明确排斥类型，精准使用"抗体药"，让移植肾活得更好、活得更久。

（代贺龙）

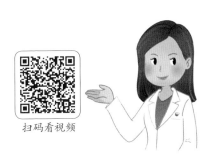

扫码看视频

视频 2-5　为什么医生这次治疗排斥用"抗体药"？

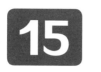

手术后1年，肌酐一次比一次高，是不是发生了"慢性排斥"？

临床上有个概念，叫作爬行肌酐，表现为肾移植术后血肌酐持续上升，移植肾进行性功能减退。这位肾友遇到的就是这种情况。根据其病因主要分为两类。

(1) 免疫因素：免疫因素既包括因组织相容性差、既往致敏史、供者特异性抗体（DSA，包括 HLA 和非 HLA 抗体）、免疫抑制药剂量不足等原因导致的慢性排斥反应，也包括原发性肾病的复发，也就是对原肾产生损伤的自身免疫性疾病再次对移植肾产生损伤。

(2) 非免疫因素：缺血 – 再灌注损伤、移植肾功能恢复延迟、老年和扩大标准的尸体供者、心脏死亡器官捐献供肾、供者和受者肾脏大小不匹配、钙神经蛋白抑制药（如他克莫司、环孢素）肾毒性、高血压、高血脂、吸烟、巨细胞病毒及 BK 病毒感染、移植肾积水、移植肾动脉狭窄等。

这位肾友术后1年肌酐爬行升高，慢性排斥是最有可能的原因。出现慢性排斥之前常有药物服用不规律、药物减量或浓度过低等病史，造成一段时间免疫抑制不足，产生了针对移植肾的抗体，也就是我们所说的 DSA。DSA 介导的慢性活动性排斥反应会对移植肾产生持续的损伤，损伤积累到一定程度就

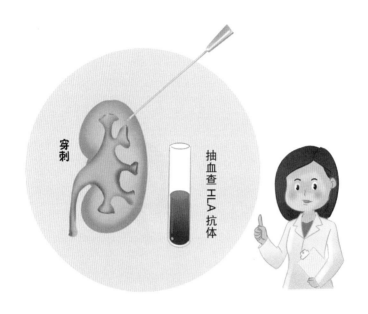

穿刺

抽血查 HLA 抗体

会表现出肌酐一次比一次升高。

　　明确慢性排斥反应的诊断需要结合患者症状及辅助检查结果，特别是血中 DSA 筛查，与其他因素进行鉴别。必要时还需行移植肾穿刺活检。

　　肾友会问，慢性排斥能治好吗？慢性排斥确实比急性排斥更难治疗一些，但也还是有办法的，关键在于及早发现、及早治疗，不能等到肌酐上升很高了才来就医。肾友应按照移植医生的建议规律随访，并及时调整用药，保证药物浓度稳定达标，定期检查 DSA，一旦出现，及时进行对应的处理，阻断DSA 的产生和损伤作用。根据我们的经验，大部分患者经过及时的药物调整和治疗，肾功能可以保持长期稳定。

综上所述，肾移植术后肾友如果出现了肌酐爬行性升高，需及时找专科医生进行详细的检查分析，查出具体病因进行针对性治疗。

（王振迪　张　雷）

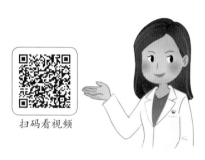

扫码看视频

视频 2-6　手术后 1 年，肌酐一次比一次高，是不是发生了"慢性排斥"？

16 如何才能避免排斥？

　　肾移植术后需要终身服用药物来对抗排斥反应，常见的抗排斥药物有环孢素、他克莫司、西罗莫司、硫唑嘌呤、吗替麦考酚酯、泼尼松等。用药通常采用联合多种药物的联合方案，并根据肾友们的随访情况不断对剂量甚至药物种类进行调整。以下措施有助于避免排斥反应。

　　(1) 严格按照移植医生的指示准时服药，服用的药物剂量要准确，尽量避免漏服药物。

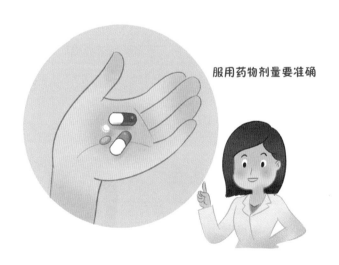

服用药物剂量要准确

　　(2) 严格遵照移植医生的建议，定期随访，不要随意错过每一次检查。检查结果应整理归档，并及时找自己的随访医生问诊。随访的医生最好能相对固定，这样才能更好地了解肾友的既往情况。

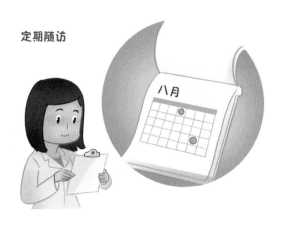

定期随访

(3) 正规途径购买药物。切忌自行停止、减少、更换免疫抑制药物，即使是同一种药物，不同厂家的产品，乃至同一家厂家不同剂型（片剂、胶囊等）的药品也不要轻易更换。

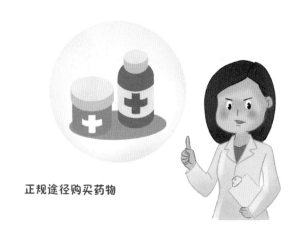

正规途径购买药物

(4) 避免服用增强机体免疫力的药品或补品，如人参、蜂王浆等。

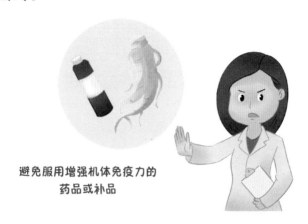

避免服用增强机体免疫力的
药品或补品

(5) 在服用维生素、中草药、保健药品、抗结核药物、降压药等任何其他药物前，建议事先向移植医生咨询，因为这些药品有可能影响免疫抑制药的吸收和代谢。

(6) 不要食用西柚、西柚汁，避免吃柚子、葡萄，因为这些食物会影响免疫抑制药的浓度。

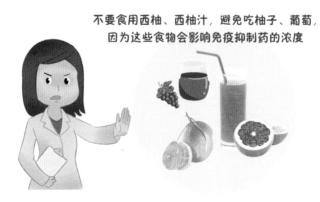

不要食用西柚、西柚汁，避免吃柚子、葡萄，
因为这些食物会影响免疫抑制药的浓度

(7) 遵守移植医生的建议，尽量避免任何感染，以免诱发排斥，例如要经常洗手，远离生病的人。遵守合适的饮食和锻炼指标，这将改善一般状况并有助于维持移植肾健康。

(8) 需要强调的是，排斥反应的症状多种多样，缺乏特异性。因此如果出现任何不适，请及时联系移植医生或到医院就诊。

（王振迪）

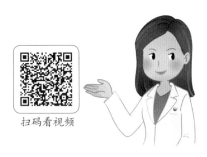

扫码看视频

视频 2-7　如何才能避免排斥？

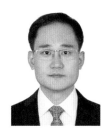

刘龙山 男，中山大学附属第一医院，副主任医师，硕士研究生导师，留学回国人员。中国医药生物技术协会移植技术分会副秘书长，中国医师协会器官移植医师分会青年委员会委员，中国医促会肾脏移植分会青年委员会委员，中华医学会器官移植学分会器官获取与评估学组秘书，广东省器官捐献与移植质量控制中心秘书，国际移植学会会员，《中华器官移植杂志》通讯编委。擅长儿童肾移植及抗体介导的排斥反应。

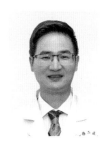

代贺龙 医学博士，留美博士后，硕士研究生导师，湘雅二医院肾移植科副研究员，中南大学临床免疫研究中心副主任，湖南省器官移植临床医学研究中心副主任，湖南省红十字会副会长。擅长显微外科手术及肾移植围术期管理。发表SCI论文30余篇，主持国家级等课题5项，拥有专利10项，担任多个SCI期刊及项目评审专家，兼任国内外多个学术委员会委员。获得国际器官移植学会"青年研究者科学奖""湖湘青年英才"和"湖南省医学十大临床创新技术奖"等奖项。

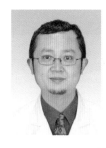王振迪　博士，副教授，副主任医师，德国 Erlangen-Nuremberg 大学博士后，现就职于华中科技大学附属协和医院，致力于肾移植临床及研究工作。对肾移植近远期并发症、慢性肾衰竭、肾脏血管相关疾病的诊疗经验丰富。对极低体重供肾移植、高致敏肾移植、亲属活体肾移植、老年肾移植等有独到的见解。

参考文献

[1] Nankivell B J, Alexander S I. Rejection of the kidney allograft[J]. N Engl J Med, 2010, 363(15):1451–1462.

[2] Sellarés J, de Freitas D G, Mengel M, et al. Understanding the causes of kidney transplant failure: the dominant role of antibody–mediated rejection and nonadherence[J]. Am J Transplant, 2012, 12(2):388–399.

[3] 中华医学会器官移植学分会, 中国医师协会器官移植医师分会. 中国肾移植排斥反应临床诊疗指南 (2016 版)[J]. 器官移植，2016,7(5):332–338.

[4] Monteverde M L, Chaparro A, Goldberg J, et al. Donor–specific anti–HLA antibodies in pediatric renal transplant recipients with creeping creatinine: Prevalence, histological correlations, and impact on patient and graft survival[J]. Pediatr Transplant,2015,19(7):684–90.

[5] Dudley C, Pohanka E, Riad H, et al. Mycophenolate mofetil substitution for cyclosporine a in renal transplant recipients with chronic progressive allograft dysfunction: the "creeping creatinine" study[J]. Transplantation, 2005, 79(4): 466–75.

第3章
免疫抑制药

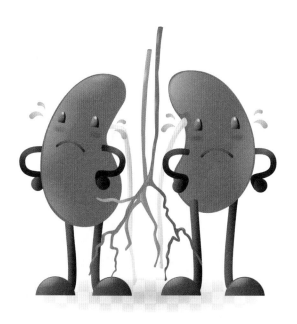

17 我吃很多药，哪些是免疫抑制药？

"我吃很多药，哪些是免疫抑制药？"常常会有很多肾友来咨询医生这个问题，免疫抑制药是移植患者每天必不可少的一类药物，那到底哪些药属于免疫抑制药呢？我们来一探究竟。

免疫抑制药大致分为六大类：第一类是糖皮质激素，包括泼尼松、甲泼尼龙、地塞米松等；第二类是抗代谢类药物，主要是吗替麦考酚酯、硫唑嘌呤、咪唑立宾、来氟米特等；第三类是钙调磷酸酶抑制药，主要是环孢素及他克莫司；第四类是mTOR抑制药，主要是西罗莫司和依维莫司；第五类是烷

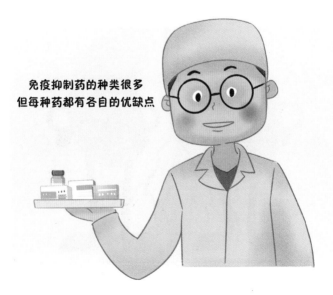

免疫抑制药的种类很多
但每种药都有各自的优缺点

化剂，如环磷酰胺等；第六类是生物制剂，常用的有抗淋巴细胞球蛋白、抗 CD25 单抗及抗 CD20 单抗等。其中，前四类药物主要是口服制剂，一般从中分别选择 2～3 种进行联合使用，最常用 CNI+ 抗代谢 + 激素的经典三联。另外，我国特有的雷公藤制剂也是效果较好的中药类免疫抑制药，广泛应用于临床。

对于肾移植的受者来说，常用的免疫抑制药大家肯定也都非常熟悉了。环孢素和他克莫司是肾移植受者主要的强效免疫抑制药，药物吸收快，但是这两种药物治疗窗均较窄，个体的代谢变异度较大，常见不良反应为肾毒性、感染等，为了达到安全有效的治疗效果，肾友们应定期进行血药浓度监测来调整剂量。在药物选择上两者选一即可，与环孢素相

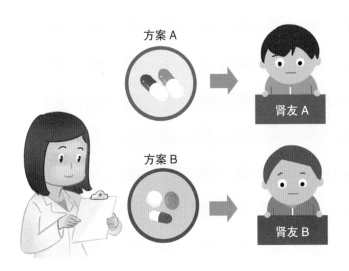

比，他克莫司免疫抑制效果强，肾毒性低，但在神经毒性和引起糖尿病两方面不良反应较大。吗替麦考酚酯和吗替麦考酚钠，耐受性较好，没有肝脏和肾脏毒性，但骨髓抑制作用明显，需和环孢素或他克莫司联合用药。mTOR 抑制药也有较好的抗排斥作用，并且与环孢霉素和他克莫司等免疫抑制药有良好的协同作用，因此是一种疗效好，低毒，无肾毒性的免疫抑制药，但存在骨髓抑制、易导致高血脂、尿蛋白增多等不良反应。激素类药物是最早也是最常用的免疫抑制药，价格便宜，是免疫抑制维持治疗的基本药物，但长期服用的不良反应较多，常见的是体型改变、肥胖、骨质疏松、水肿、"三高"等。

表 3-1　器官移植常用免疫抑制药

糖皮质激素	泼尼松、甲泼尼龙、地塞米松等
抗代谢类药物	吗替麦考酚酯、硫唑嘌呤、咪唑立宾、来氟米特等
钙调磷酸酶抑制药	环孢素及他克莫司
mTOR 抑制药	西罗莫司和依维莫司
烷化剂	环磷酰胺等
生物制剂	常用的有抗淋巴细胞球蛋白、抗 CD25 单抗及抗 CD20 单抗等
雷公藤制剂（我国特有）	雷公藤多苷、昆仙胶囊、火把花胶囊等

这几大类药物都是肾友们常用的免疫抑制药，通过不同的作用机制来抑制机体免疫系统的功能，从而预防排斥反应的发生。同时，大家也会发现这些药物都有其相应的不良反应，需要在医生的指导下进行药物剂量的调整。现在您知道您吃的药中哪些是免疫抑制药了吗？

（丁晨光）

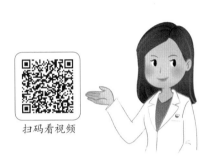

扫码看视频

视频 3-1　我吃很多药，哪些是免疫抑制药？

18 环孢素和他克莫司可以互换吗?

环孢素和他克莫司是免疫抑制方案中最为重要的两大药物,两者其实同属一类药,即钙调磷酸酶抑制药。那这两种药是否可以互换呢? 我们从免疫抑制药的合理选择和搭配向大家做具体介绍。

免疫抑制药作为一种特殊的药物,通过抑制机体免疫系统的功能从而预防排斥反应的发生。当免疫抑制过度时,会导致机体免疫力过低,容易发生感染、肿瘤、骨髓抑制等;当免疫抑制不足时,又将导致发生排斥反应的风险增加,所以它的使用需达到一种平衡。免疫抑制药物的使用及选择是否得当、能否扬长避短,是影响移植器官和受者长期存活的重要因素。

肾移植受者在选择免疫抑制方案时需要尽可能达到以下几个目标:预防移植肾急性和慢性排斥反应,减少免疫抑制药物的毒性反应,降低肾移植后感染和肿瘤的发生率,促进肾移植受者和移植器官的长期存活,以及经济上有良好的成本 – 效益比。这些都是我们应该考虑的,因此,医生会选择不同作用机制的药物进行组合,利用药物的协同作用达到满意的免疫抑制效果,并且多药联合可降低单一药物的剂量,可以尽量降低各个药物的不良反应。

最常用的几种免疫抑制维持治疗方案分别是(环孢素 / 他

克莫司）+ 吗替麦考酚酯 + 激素、西罗莫司 + 吗替麦考酚酯 + 激素、西罗莫司 +（环孢素 / 他克莫司）+ 激素、（环孢素 / 他克莫司）+ 吗替麦考酚酯等。值得注意的是，环孢素和他克莫司都属钙调磷酸酶抑制药，作用机制类似，所以两者选择其一即可。从药物的不良反应上来看，他克莫司与环孢素相比，在神经毒性和引起糖尿病两方面比较突出，而环孢素的肝肾毒性及引起多毛、牙龈增生等不良反应更加显著，所以患者可以从这些因素来综合考虑，在医生指导下选择适合自己的药物。

因此，在病情和自身体质需要下，一旦确定方案，不要轻易切换，尤其是自行换药。如确需调整方案，需在严密随访监测血药浓度的情况下进行。

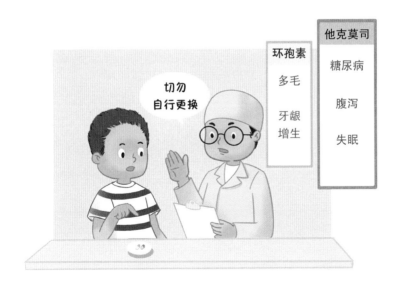

表 3-2　常用的几种免疫抑制维持方案

第一种	（环孢素 / 他克莫司）＋吗替麦考酚酯＋激素
第二种	西罗莫司＋吗替麦考酚酯＋激素
第三种	（环孢素 / 他克莫司）＋西罗莫司＋激素
第四种	（环孢素 / 他克莫司）＋吗替麦考酚酯等

（丁晨光）

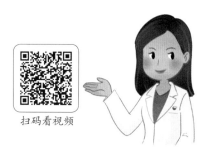

扫码看视频

视频 3-2　环孢素和他克莫司可以互换吗？

19 免疫抑制药需要终身服用吗？术后 10 年以上病情平稳能否考虑停药？

我们都知道肾移植术后需要终身服用免疫抑制药，这是为什么呢？术后 10 年以上病情平稳后能否考虑停药？这也是广大肾友们经常提出的疑惑，关于这个老生常谈的问题，我们来仔细剖析。

首先，每个人的身体都有一个非常完好的自然防御系统——这在医学上被称为免疫系统。它是我们身体的卫士，负责对抗一些不属于身体的外来"侵入物"，这些外来的"侵入物"包括细菌、病毒等，就连常见的感冒都能唤醒整个免疫系统起来工作。移植的肾脏是个"外来户"，所以免疫系统会把它当成和细菌一样的入侵物质，对它进行攻击和破坏——这就是我们所说的排斥反应。一旦发生排斥反应，移植器官将会受损，严重时甚至会丧失功能。

因此，移植后我们需要通过药物来抑制免疫系统的功能，以预防并控制排斥反应的发生。这就很好地为大家解释了为什么移植术后需要终生服药，而这类药物就是我们所说的免疫抑制药。

免疫抑制药是指一类具有影响机体的免疫应答和免疫病理反应而抑制机体免疫功能的药物，随着免疫抑制药的应用，移植器官的存活率显著提高。早在1952年，人类历史上就开展了第1例亲属活体肾移植手术，但因急性排斥反应，术后肾功能仅保持了23天。这提示我们，排斥反应对于患者的移植肾脏功能及存活率都有极大的危害。所以在20世纪60年代后，各类免疫抑制药相继问世，从最早的硫唑嘌呤、激素到如今使用最为广泛的环孢素、他克莫司、西罗莫司、吗替麦考酚酯等，都对提高移植术后长期器官功能及存活率做出了很大的贡献。

因此，免疫抑制药是目前预防移植器官发生排斥反应所必需的药物，如果不想新器官发生排斥反应，请永远不要停用这些药物；即使是移植后10年以上病情非常平稳的肾友，停药

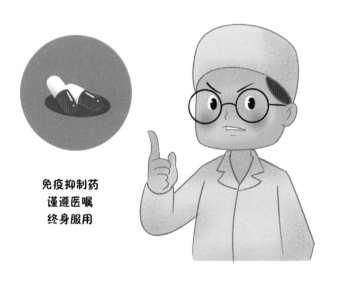

免疫抑制药
谨遵医嘱
终身服用

或大幅减药都会面临很大的排斥反应风险。随意停用或换用免疫抑制药都是非常危险的行为，如需调整用药，应在医生指导下进行。

（丁晨光）

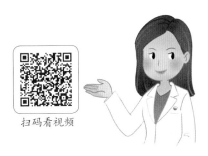

扫码看视频

视频 3-3　免疫抑制药需要终身服用吗？病情平稳能否停药？

20 进口药和国产药可以互换吗?

关于进口药和国产药是否可以互换这个问题,我们先从根本上说起,包括什么是进口药,什么是国产药,两者有何相同与不同的地方。

凡是在中国大陆境外生产,从国外或中国香港、澳门、台湾进口的药品都叫进口药。目前用的进口药大多都是国外药企研发的原研药。原研药,顾名思义,就是原创的新药,是指最先自主研发的品种,专利期限一般是 20 年,专利到期后可以仿制。仿制药就是原研的专利药过了保护期,其他企业在原研药的基础上仿制出来的,也就是我们这里所提到的国产药。仿

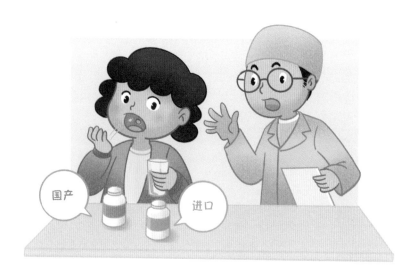

制药复制了原研药的主要分子结构，研发成本低，因此价格也相对较低，同时在辅料来源、种类、生产工艺等方面有一定区别。因此，相同品种的不同药物在吸收的速度、生物利用度、溶出度等方面都可能存在差异，并影响临床疗效。

肾友们常用的免疫抑制药基本都属于治疗窗较窄的药物，治疗窗是指药物在产生治疗效应而不对患者造成严重不良反应之间的剂量范围。所以为了确保免疫抑制药的疗效和安全性，需要定期监测药物的血药浓度。此外，药物的治疗窗与用药风险直接相关，使用治疗窗较窄药物需要小心，切换不同厂家产品时，体内药物浓度可能发生一定变化，如不注意可能会导致不良后果。

因此，进口药和国产药在使用的过程中不建议随意互换。如确需换药，其剂量的确定或调整需要在医生指导下依据检测的血药浓度进行。

（丁晨光）

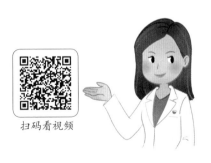

扫码看视频

视频 3-4　进口药和国产药可以互换吗？

21 术后肾功正常，浓度正常，但药量很大，能否减少药量?

"我用的药是某某药，我现在感觉可好了。""我觉得现在的状态不太理想，也换成你吃的那种药试试。""移植后这么久，我现在感觉已经非常好了，肾功也正常，减 1 片或者隔 1 天吃 1 次也可以吧?"。

诸如此类的对话可能被肾友们经常挂在嘴边。术后恢复的比较好，肾功能、药物浓度都正常，这时很多肾友就会迸发出减少药量的想法。那到底是否可以减量了呢? 答案是: 不能! 因为省钱、怕麻烦、担心不良反应等原因随意自行减量，

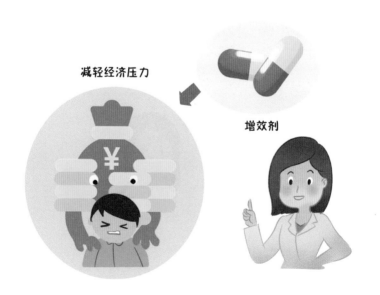

减轻经济压力

增效剂

极易发生排斥反应。此外，药物减量造成的排斥反应，往往起病隐匿，所以等到被发现时常常为时已晚。

移植后不同阶段有其相应的免疫抑制药药物浓度要求，服药是否够量需要依据血药浓度而不是药物的绝对剂量。由于个体的遗传代谢差异，达到相同的谷值靶浓度所需药物的剂量可以相差很大。对于需要较大剂量才能达到安全血药浓度的患者，考虑到药物的经济性问题，可以在移植医生的专业指导下辅以增效剂以减少药物用量，前提是达到所要求的血药浓度以确保安全性。

例如他克莫司的维持药量过大，可考虑联合使用五酯类药物（如五酯胶囊、五酯片或五酯滴丸）或地尔硫草等。五酯类

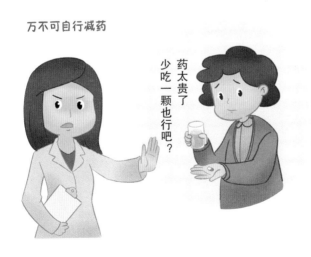

万不可自行减药

药太贵了
少吃一颗也行吧？

药物的主要成分即五味子甲素，五味子甲素为中药五味子的脂溶性活性成分，可以明显改善肝细胞代谢，辅助治疗各种类型的肝损伤。因五味子甲素对肝微粒体细胞色素 P_{450} 3A 酶有明显抑制作用，而后者是钙调磷酸酶抑制药的主要代谢酶系，所以具有升高他克莫司血药浓度的功效，从而达到既减少他克莫司用量，又保证安全血药浓度的作用。若服用五酯类药物效果不理想，还可联用地尔硫䓬起到协同升高血药浓度的作用。这些联合用药都是专业性极强的治疗手段，必须在医生的指导下进行。

（丁晨光）

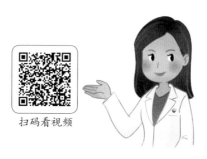

扫码看视频

视频 3-5　术后肾功正常，浓度正常，但药量很大，能否减少药量？

22 常用免疫抑制药服用注意事项有哪些?

众所周知,移植受者需要终身服用免疫抑制药。而每种免疫抑制药都有其相应的不良反应,因此对于剂量和服用方法都有严格的要求。CNI类免疫抑制药需要常年做浓度监测,如果药物浓度过高,会加重药物的不良反应,降低患者免疫力;浓度过低,会引起排斥反应的发生。每种药物由于各自的药物吸收特点及药物加工工艺的不同,服用方法也不尽相同,甚至不同厂家生产的化学名称相同的药物,服用方法也会不一样!这就需要肾友们在服药前仔细阅读"使用方法"这一项,避免错误使用免疫抑制药。常用免疫抑制药的服用方法总结如下。

他克莫司:普通的他克莫司需要每天服药2次,间隔12

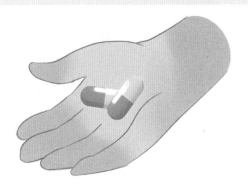

他克莫司(简写Tac)一定要空腹服用

小时（如早晨 8 点和晚上 8 点）。胶囊从泡罩中取出后应立即用液体送服（最好用水）。切勿吞服干燥剂。建议空腹（餐前 1 小时或餐后 2～3 小时）服用胶囊，以使药物最大限度吸收。

微乳化的环孢素：每天服药 2 次，间隔 12 小时。由于吸收良好，服用时不用考虑进餐的时间。准备服药前方可将胶囊从铝箔包装内取出。

麦考酚酸（MPA）类药物：每天服药 2 次，间隔 12 小时。食物对麦考酚酸（MPA）的吸收总暴露量无影响，但使药物浓度的峰值下降 40%。因此推荐在进食 1 小时前或 2 小时后，空腹服用。但是对稳定的肾脏移植受者，如果需要本品也可以和食物同服。

布雷迪宁：每天服药 2 次，间隔 12 小时。说明书中没有提到服药与饮食的关系。

西罗莫司：每天 1 次顿服。为使西罗莫司的吸收差异降至最小，本药应恒定地与食物或不与食物同服，此药为脂溶性，因此餐后服用有利于药物吸收。说明书建议西罗莫司的服用应在服用环孢素微乳剂 4 小时后。但实际应用过程中，也有西罗莫司与环孢素同时服用的用法，需要监测两种药物的血药浓度来调整用量，以避免协同升高浓度的作用所带来的不良反应。

泼尼松/甲泼尼龙：每天 1 次顿服。人体分泌激素受下丘脑调控，对于糖皮质激素的分泌合成每天都有一定的节律性。

一般来说，早晨是糖皮质激素分泌的高峰，而夜间分泌最少。所以口服激素的时间为了和内源性糖皮质激素周期同步，一般就会选择早晨服用，这样可以减少对肾上腺皮质功能的抑制，保护肾上腺皮质自身功能。

另外还需要确认服用的药品来自于正规的销售途径，以确保药品的品质是优良的。避免使用来路不明的劣药或伪药，否则会损害移植器官，危及生命。

每天尽量在相同的时间服药；即使自我感觉良好，也千万不要自行改变或者停用药物；如果偶然服用了超过推荐剂量的药物，请立即告诉医生；千万不要服用过期的药品；在服药期间出现任何新的或不常见的不良反应，请立即通知医生；切勿未经医生允许自行购买非处方药；应该将药品储存在阴凉、干燥的地方，远离阳光和孩子可以触及的地方；除了医生或者药剂师特意嘱咐，不要将药品储存在冰箱中；确认在周末和假期里已经储存了足够的

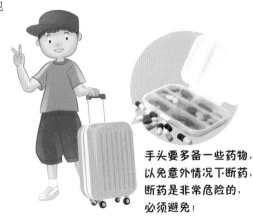

手头要多备一些药物，以免意外情况下断药，断药是非常危险的，必须避免！

药品。如果剂量改变请重新确认储存的药品是否足够。每次外出旅行时切记将免疫抑制药随身携带，最好不要托运。

（王　钢）

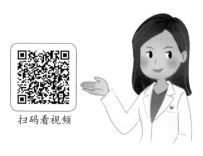

扫码看视频

视频 3-6　常用免疫抑制药服用注意事项有哪些？

23 肾移植术后哪些食物对免疫抑制药浓度有影响?

免疫抑制药物是肾移植术后必不可少且需要长期服用的药物。免疫抑制药物在血液中的浓度直接影响药物的实际效能,而药物的效能则会影响到移植肾的功能。

食物对于药物浓度的影响主要通过两个途径:一是影响药物在胃肠道的吸收;另一个是影响肝脏对药物的代谢。对于第一种途径来说,只有少部分食物会影响肠道对药物的吸收。但是存在部分肾友对特定食物不耐受的情况,例如食用后的腹泻等。这种情况就需要特别注意,避免食用易于造成自身严重腹泻的食物。严重腹泻不利于药物在胃肠道的吸收,还会造成患者血容量下降,影响肾脏血液供给,因此应当尽量避免。遇到曾有食用后过敏史的食物应当特别谨慎。第二种途径是食物间接影响了肝脏对药物的代谢功能,所谓肝脏对药物的代谢,就是药物被吸收后,经过肝脏的处理,从有活性的形式变成无活性的形式,进而排出体外。

可以影响肝脏这种处理能力的食物中,大部分食物属于降低肝脏代谢药物能力的类型。即此类食物降低了肝脏对药物的处理效力,使药物失活减慢,有更多的活性形式在体内发挥免疫抑制作用。这种作用体现在化验结果上,表现为在服药剂量不变的情况下,进食这类食物后血药浓度检测结果高于既往数值。此类食物主要有葡萄柚、大豆、含黄酮类化合物的果蔬及辣椒、大蒜等。

另一类食物可以增强肝脏对药物的处理能力，即加快了药物转变为无活性形式，使其更快失效。这种作用体现在化验结果上，表现为服药剂量不变的情况下，进食此类食物后血药浓度检测结果低于既往数值。这类食物主要有蜂蜜、维生素和乌龙茶。

减缓药物代谢的食物

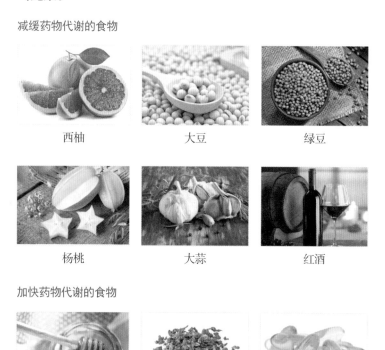

西柚   大豆   绿豆

杨桃   大蒜   红酒

加快药物代谢的食物

蜂蜜   乌龙茶   维生素

以上是目前研究发现的可能影响药物代谢的食物种类。其他食物不列于此并不代表不会影响药物代谢。因此，肾友们对食物的选择应当结合自身特点且遵循适量原则。对于以上所列可能影响药物代谢的食物并非绝对禁忌不可食用，应当适量甚至限量食用，不宜长期过多服用，特别是在进行血药浓度监测的前一天应当避免食用此类食物。

表3-3　对免疫抑制药血药浓度产生影响的食物举例

减缓药物代谢的食物（升高浓度）	加快药物代谢的食物（降低浓度）
葡萄柚、西柚、大豆、绿豆、杨桃、大蒜、红酒、辣椒、人参、甘蓝	蜂蜜、乌龙茶、柠檬、维生素 C

（胡小鹏）

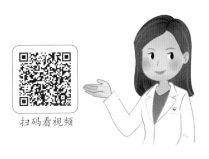

扫码看视频

视频 3-7　肾移植术后哪些食物对免疫抑制药浓度有影响？

24 漏服、多服免疫抑制药或服药后呕吐怎么办？

漏服免疫抑制药怎么办？从正常服药时间，到发现漏服的时间在（以漏服上午 8 点的那顿为例）：① 4 小时之内（8：00—12：00 发现漏服），立即补服治疗剂量；② 4~6 小时（12：00—14：00 发现漏服），尽早先服药物全量，然后在下次给药时间服用半量；③大于 6 小时（14：00—20：00 发现漏服），应尽早补服，然后将下次服药时间适当推后，2 次服药间隔时间不能少于 8 小时。

多服了免疫抑制药怎么办？如果多服了免疫抑制药，下一剂减少多服的药物，注意观察是否有新发的症状（药物相关不良反应），如果有请及时至医院检查。在此期间不要检测药物浓度，因为不能真实反应药物的代谢情况。此外，应思考有没有办法避免多服、漏服。

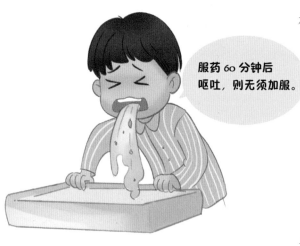

服药 60 分钟后呕吐，则无须加服。

如果在服用免疫抑制药后出现呕吐，应按下列方法增加药物用量或者遵医嘱，并注意检测浓度：①服药 0～10 分钟内呕吐，则加服全量；②服药 10～30 分钟内呕吐，则加服 1/2 量；③服药 30～60 分钟内呕吐，则加服 1/4 量；④服药 60 分钟以后呕吐，则无须加服。

（王　钢）

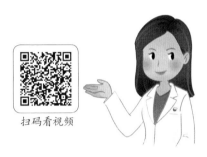

扫码看视频

视频 3-8　漏服、多服免疫抑制药或服药后呕吐怎么办？

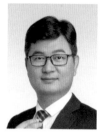

丁晨光 医学博士，副主任医师，硕士研究生、博士研究生（合作）导师。中华医学会器官移植学分会青年委员会委员兼副秘书长，中华医学会器官移植学分会儿童移植学组委员。主持国家级课题 2 项，以第一（通讯）作者发表 SCI 论文 20 余篇，参编教材、专著 5 部，指南（规范）2 项。《器官移植》通讯编委,《Frontiers in Immunology》《Annals of Medicine》《Transplant Immunology》特约审稿人。擅长肾脏移植、儿童肾脏移植、移植免疫、器官缺血 – 再灌注损伤。

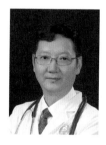

王 钢 吉林大学第一医院泌尿外二科副主任医师，医学博士，硕士研究生导师。目前主要从事肾移植患者的术前和术后管理、登记和随访工作。在血液净化、肾移植术后的并发症、合并症的处理方面有较丰富的经验。现任中华医学会移植学分会感染学组委员、中华医学会移植学分会器官获取与评估学组委员、中华医学会移植学分会感染学组委员、中华医学会移植学分会内分泌代谢学组委员、医促会第二届肾移植分会常委、吉林省医学会器官移植分会秘书。

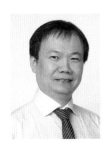

胡小鹏　医学博士，教授、主任医师、博士研究生导师。首都医科大学附属北京朝阳医院泌尿外科副主任、外科教研室主任。2009—2011 年在美国 Johns Hopkins 大学医学院移植外科做博士后研究工作。现任北京医学会器官移植分会委员、中华医学会泌尿外科学分会移植学组委员、中国医师协会器官移植医师分会器官捐献专业委员会委员、中国医疗保健国际交流促进会肾脏移植分会委员兼副秘书长等职。主持多项国家及省部级科研课题的研究工作。

参考文献

[1] 石炳毅，袁铭 . 中国肾移植受者免疫抑制治疗指南（2016 版）[J]. 器官移植，2016, 7(5):327–331.
[2] 潘隽玮，王祥慧，余自成 . 肾脏移植受者常用免疫抑制药治疗药物监测进展 [J]. 中国临床药学杂志，2010, 019(002):128–132.
[3] 田普训，敖建华，李宁，等 . 器官移植免疫抑制药临床应用技术规范（2019 版）[J]. 器官移植，2019, 10(3):213–226.

第4章
感染防治

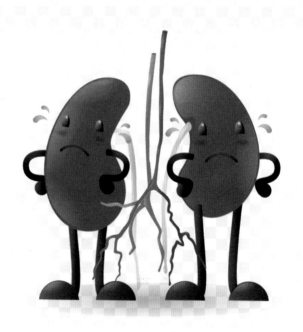

遇到"供者来源感染"怎么办?

在移植手术前的谈话中，医生往往会提到"供者来源感染"的风险。什么是"供者来源性感染"呢?

这要从移植器官来源说起。目前我国移植器官主要来源于公民逝世后捐献。绝大部分器官捐献者逝世前都曾入住重症监护室，可能经历重大手术，抢救时气管切开行机械通气，留置深静脉导管、导尿管等各种导管，时常需要血液透析、人工肝、体外膜肺氧合等治疗，同时自身免疫力急剧下降，因此易发生感染，特别是多重耐药菌感染的风险明显增高。

在许多情况下，器官捐献供者的生命体征极度不稳定，留给捐献工作的时间窗很有限，此时需要在短时间（常常为24小时）内完成必要的感染相关筛查和评估。捐献者维护团队会

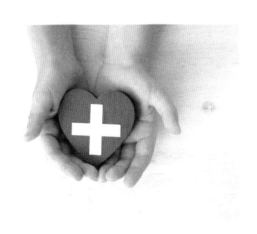

通过详细的病史询问、全面的临床评估和必要的实验室筛查，评估感染的风险。但因为时间紧迫，在捐献和移植过程中有时难以全面及时地对捐献者感染状况进行评估，从而有可能造成漏诊。在器官捐献后，捐献者体内存在的病原体通过器官移植过程使受者罹患感染，这就是"供者来源性感染"，简称DDI。

造成DDI的病原体包括细菌、真菌、分枝杆菌、寄生虫和病毒。目前DDI的真实发病率很难确定，欧美等多个国家文献报道发病率低于1%，但累及的受者并发症发生率和死亡率将明显升高。我国的发病率也在1%左右，以多重耐药细菌为主。

如果由于种种因素遇到了DDI也不必惊慌，目前全国各家移植医院都高度重视DDI，形成了专家共识，也不断有新的药物和治疗方案，防治水平在不断提高，大多数DDI都能在医生和患者的共同努力下治愈。

（张　雷）

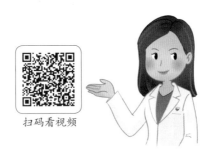

扫码看视频

视频4-1　遇到"供者来源感染"怎么办？

26 肾移植术后多长时间才能上班或恢复正常社交？

正常情况下，肾移植后2～4周就可以基本康复。此时，有些肾友急于上班或正常社交，这是否可以呢？要回答这个问题，我们先要了解一下移植后感染风险的时间规律。

肾移植术后可根据感染风险划分为三个主要的时间段：①早期（移植后0～30天）；②中期（30～180天）；③晚期（超过180天）。

(1) 早期感染：早期感染（移植后0～30天）通常与移植前身体状况或手术并发症有关。细菌和真菌是移植后30天内最常见的病原体。这个阶段，大多数肾友都在住院或密切随访中，相对发现和治疗会比较及时。

(2) 中期感染：中期（移植后31～180天）是来自供体器官、血液制品和受者体内潜在的危险因素再次活化感染开始的最典型时间。这也是经典的机会感染出现的时间。无预防的情况下，巨细胞病毒和耶氏肺孢子菌肺炎（PJP）感染出现高峰。EB病毒相关的移植后淋巴增生性疾病和弓形体病在这一期间也可能发生。此期间的严重肺部感染是肾移植后最常见的死亡原因。

(3) 晚期感染：在后期（移植后180天以上），感染风险会逐渐下降。肾友在此期间，即使有暴露于社区获得性呼吸道和消化道病毒病原体的风险，也往往可以耐受这些感染。但如果因为排斥及相关疾病需要增加免疫抑制的肾友，或有合并症（如糖尿病和恶性肿瘤）的肾友，则可能会增加感染的风险。

尽管以上这种以时间评估感染的风险不是绝对的，但大部分重要的感染确实发生在移植后180天内。这个规律的主要形成原因是肾移植术后免疫抑制治疗的变化调整和人体免疫功能的相对低下。肾移植术后为了预防排斥反应，围术期和术后早期往往免疫抑制强度较大，使得人体的免疫力在2~6个月降至谷底，因此感染风险增大。后期随着免疫抑制药的逐渐减量，免疫力在术后半年左右逐渐恢复到适当的水平，感染风险随之降低。

了解了这些规律和原因，肾友们就非常容易理解下列这些建议了。

术后2~6个月是免疫力最差的时候，此时要减少与他人的近距离接触，所以最好不要上班和参加社交活动，更不能去人员集中的地方，如超市、公交。

在术后2~6个月要定时门诊随访，及时调整免疫抑制药，使免疫力适度恢复；同时，如有感染的征兆，也可以及时发现。

正常情况下，180天后可谨慎恢复社交和上班，但要注意保持安全的社交距离。去超市和人多的地方请佩戴口罩，尽可能减少乘坐公共交通。

因为长期服用免疫抑制药，感染随时都可发生，需要我们始终重视预防。

（张　雷）

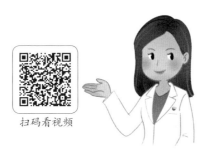

扫码看视频

视频 4-2　肾移植术后多长时间才能上班或恢复正常社交？

27 肾友们在家感冒发热了怎么办？

经常有肾友打电话来问：在家感冒发热了怎么办？是不是马上要到医院急诊来输液退热？

实际上感冒是经常遇到的问题，感冒引起的发热是人体的正常反应，不必惊慌，我们有三个建议。

首先，不要随意用药，特别是抗生素。市面上大部分的感冒药（如泰诺、白加黑）都含有解热镇痛成分，对肾功能有一定的影响，服用时要相对谨慎。同时，感冒是病毒引起的，抗生素对病毒无效，感冒用抗生素无益而有害。

第二，多休息，多饮热水，多吃新鲜蔬菜水果，可以用一些有解表抗病毒作用的中成药。发热畏寒、周身酸痛流清涕时，可选感冒清热颗粒、小柴胡颗粒等；发热不畏寒、咽痛有黄痰时，可以选连花清瘟胶囊、蒲地蓝、板蓝根等，会帮助大家感觉好一些。

第三，当症状较重时，应该及时与自己的主管医生联系，判断感冒的严重程度及是否存在混合性感染，根据医生的意见选择药物，同时按医生医嘱看是否将免疫抑制药暂时减量或者短期停用，使自身免疫力适当恢复，等感冒好转了再重新恢复用药。需要注意的是，所有的药物调整，需在专业的移植医生指导下进行，不能我行我素自行调整。

相信如上处理后，大部分肾友都能顺利康复。需要强调的是：如果出现高热不退，胸闷气急或其他严重症状时，应及时到医院就诊。

（林　俊）

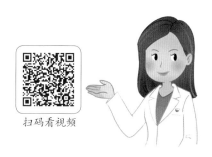

扫码看视频

视频 4-3　肾友们在家感冒发热了怎么办？

28 感冒能吃感冒药吗，要输液吗？

所谓感冒主要包括普通感冒和流行性感冒，主要病原体是病毒。根据病原体不同，按伤害性从小到大，可以将感冒大致分类为普通感冒、合并细菌感染和流行性感冒三种。由于多数"普通感冒"是鼻病毒、冠状病毒等病毒引起的，所以不建议一感冒就吃抗生素，除非合并细菌感染。吃感冒药的本质只是用于缓解感冒的症状，既不能够预防感冒的发生，也不能直接消灭病毒，只是为了减轻不适感。1周内自愈的一般是普通感冒，非流行性感冒（流感）。

当出现全身酸痛，发热程度很高，甚至达到 39～40℃，并持续 3～4 天，要考虑流感。流感的病原体是流感病毒，传染性、致病力强，趋向全身症状的表现，需要引起重视。可能会合并中耳炎、肺炎、心肌炎、脑膜炎或脑炎，高危人群若不及时治疗，就会有生命危险，应当及时就医。

如感冒期间，出现黄色脓涕或咳嗽并咳黄色浓痰，说明感冒可能合并了细菌感染，进而引起了鼻炎与支气管炎，甚至出现肺部感染等并发症。出现这种合并感染的感冒，应及时就医，通过查血，进一步检查确认。此外病程持续 14 天应当及时就医。

感冒时请注意不要擅自购买和服用抗生素。由于多数感冒是由病毒引发的，吃抗生素类药物并不对症，还容易产生耐药性，后果严重。因此在轻微感冒或是病情不确切的情况下，应该慎用抗生素类药物，避免该类药物的滥用；尽量对症用药，选择成分单一的药物。有些人会在感冒病愈后出现咳嗽的后遗症，通常1～3周内可自行缓解。这是由于病毒引起鼻子分泌物倒流进咽喉和上呼吸道，感染产生的炎性物质作用于气道感觉末梢。不同的病毒对呼吸道的破坏程度不同，难受的话，一般吃些止咳药就好了，不要乱用抗生素。

（林　俊）

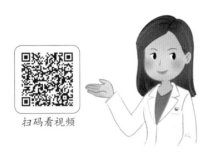

扫码看视频

视频4-4　感冒能吃感冒药吗，要输液吗？

29 身边有人感冒，我该如何预防呢？

许多肾友会问："我的家人感冒了，我应该怎么办才能预防感冒呢？"首先，我们先了解一下传染病传播的三个基本环节是：传染源、传播途径和易感人群。肾友们比较清楚的是，家人感冒时呼吸道分泌物中含有大量流感病毒，是流感主要的传染源；长期服用免疫抑制药的肾友因为免疫力被药物抑制，是易感人群。那传播途径有哪些呢？我们来说一说。

病毒主要通过三种途径传播：①在打喷嚏或咳嗽时形成经空气传播的小颗粒飞沫（飞沫传播）；②手接触（通过直接接触感染者或通过间接接触受污染的环境表面）；③大颗粒飞沫传播，通常需要与感染者密切接触。人与人之间传播病毒的风险取决于人们共处时间的长短、相互接触的亲密程度及感染者排出的病毒量。

了解了感冒的传染过程之后，我们就能够针对每一个过程做出防范，包括控制传染源、切断传播途径和保护易感人群。具体分别说明如下。

(1) 控制传染源：控制传染源是控制感冒传染的最有效的方式。身边的人感冒的时候，要对感冒的分泌物（如鼻涕、痰等含有感冒病毒的物质）用卫生纸包裹好，扔进不可回收垃圾桶，以免感染接触人群。

(2) 切断传播途径： 感冒的人应该自觉戴好口罩，防止说话时飞沫溅出感染他人，未感冒人群也可以戴好口罩，防止被他人影响。如果可能的话，避免进一步接触感冒中的家人，例如睡在不同的房间，使用不同的卫生间，避免一起使用餐具等。经常清洁和消毒接触频率较高的物体，如电灯开关和门把手。

(3) 保护易感人群： 肾友们作为易感人群更应该对此做好防护措施，尤其在身边有人感冒时，勤洗手、戴口罩，注意基本的卫生习惯。注意饮食要清淡，多食当季水果和蔬菜，平时也要保证睡眠充足，至少一晚要保证 6～8 小时的睡眠时间，才能保证足够的体力和精力，保持自身的健康，足以抵挡感冒的"侵犯"。

（林　俊）

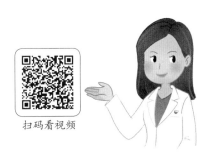

扫码看视频

视频 4-5　身边有人感冒，我该如何预防呢？

家人感冒治愈后多长时间相聚是安全的?

感冒中的家人什么时候有传染性呢? 我们先要讲一下感冒的病程发展的几个阶段, 它主要分为潜伏期、前驱期、症状明显期和恢复期。

(1) 潜伏期: 这是指从病毒侵入人体起, 至开始出现临床症状为止的时期。以流感病毒为例, 潜伏期多数为2~4天, 最短的可能少于1天, 长的可达7天。此阶段病毒主要在体内定植, 站稳脚跟, 等待发作机会。

(2) 前驱期: 从起病至症状明显开始为止的时期。这个时期病毒开始大量自我复制, 准备组织对人体的"进攻"。前驱期症状一般症状很轻, 不具有特异性, 大多持续1~3天。起病急者也可能没有前驱期。

(3) 症状明显期: 这个时期病毒的复制已经达到高峰, 所有症状和体征都表现得最为明显, 而人体自身的免疫系统才刚刚开始识别到"敌人", 还没有来得及组织起有效的"反攻部队", 或者才刚刚开始打响"反击战"。

(4) 恢复期: 机体免疫力增长到一定程度, "自卫反击战"取得大部分胜利, 体内病理生理过程基本被中止, 症状和体征基本消失。这时体内病毒可能还未完全清除, 传染性还会持续一段时间, 但食欲和体力逐渐恢复, 血清中的抗体也逐渐上升到最高水平。

从理论上讲，感冒病程的所有阶段患者体内都携带有病毒，但感冒从潜伏期末才开始具有可传染，前驱期和症状明显期传染性为最强。传染期一般为 7 天左右，但实际只有在痊愈的情况下才不会传染。

（林　俊）

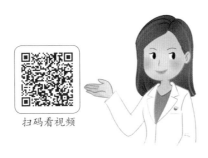

扫码看视频

视频 4-6　家人感冒治愈后多长时间相聚是安全的？

发热好几天不退，爬楼梯憋气，休息能好一些，要来医院吗？

肾移植术后由于长期服用免疫抑制药，导致了受者的低免疫状态，增加了感染的概率。其中，肺部感染比较常见。经常有肾友咨询，移植术后肺部感染有什么常见的临床症状，以及有哪些合理的治疗及预防手段，下面我们具体说一说。

肺部感染的常见临床症状有：咳嗽、咳痰、胸痛、呼吸困难且体力劳动后加剧，同时可伴有发热、盗汗、乏力且肌肉疼痛等症状。其中发热为所有重症肺部感染者最主要的症状，体温超过 38.5℃的肾友需要注意。

如果出现了以上的症状，就应该考虑自己可能出现肺部感染了。最好的建议是就诊于医院的发热门诊，完善必要的检验与检查（如血常规、细菌培养、胸片、低剂量平扫 CT ），从而制订合理的用药方案和治疗手段。

需要提醒各位肾友注意，一旦出现胸闷、气促甚至气急时，即使发热温度不高（可能 38℃以下）都请及时就医。例如这位提问的肾友出现爬楼梯感觉憋气，明显与正常时不同，咨询医生后及时来医院，诊断为杰氏肺孢子菌肺炎，经过特效药物的治疗，很快就恢复了健康。如果肾友不重视这些症状，晚几天到医院的话，后果可能会非常严重。

最重要的是，如果肾友们出现了上述的症状，不要乱服退热药，应该尽快到医院进行正规的检查和治疗！

（林　俊）

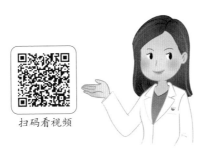

扫码看视频

视频 4-7　发热好几天不退，爬楼梯憋气，休息能好一些，要来医院吗？

32 憋不住尿，尿完还不舒服，怎么办?

肾移植术后，有的肾友出现膀胱区疼痛，小便说来就来，尿意十分急迫，有时尿完还不舒服，这到底是怎么回事呢?

答案是：你可能是尿路感染了。

尿路感染是肾移植后的常见病症，这种通常是由于术后抵抗力下降加之生活习惯不当引起的感染，就像无法愈合的伤口，不时地折磨肾友们的身心，以至于做事不专心，吃饭没滋味，生活失去了原有的光彩。

那么，尿路感染是什么? 有什么临床症状? 如何治疗和预防呢?

尿路感染，又称泌尿系统感染，是尿路上皮对细菌侵入导致的炎症反应，通常伴随有菌尿和脓尿，以膀胱为界，分为上尿路感染和下尿路感染。

尿路感染常见的临床症状：①上尿路感染多有发热、腰痛伴随肌肉酸痛、肾区叩痛，可有尿频、尿急和尿痛；②下尿路感染多有尿频、尿急和尿痛，可有发热、腰痛，部分肾友可出现尿液性状改变等临床症状。

当出现轻微症状时，通过多饮水多休息，部分肾友可以缓解并自愈。当症状越来越明显时，就需要就医了。

尿路感染的常见治疗：①口服抗生素（医生处方：如喹诺

酮类，头孢类等）；②碱化尿液（碳酸氢钠）；③解痉药（阿托品、颠茄）；④清热通淋药（石淋通胶囊、热淋清片等）。

一般遵医嘱服用 3～7 天即可好转。反之，则需要进行尿细菌培养并进行药敏实验，后根据化验结果选择针对性的药物进行 2 周左右的治疗。

用药物治疗尿路感染是不可或缺的方法，但生活习惯上的不注意往往是引发尿路感染的罪魁祸首，因此养成良好的卫生习惯也是很有必要的，需要做到以下几点：①做好尿道口的清洁卫生；②增加饮水量，保证体液平衡，每天尿量尽量在 1500ml 以上；③宜吃清淡、富含维生素及碱性食物，如西瓜、冬瓜、山药等；④性生活注意卫生和清洁；⑤适当锻炼，增强体质。

（林　俊）

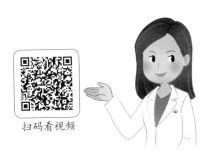

扫码看视频

视频 4-8　憋不住尿，尿完还不舒服，怎么办？

33 肾移植术后是不是要吃抗"巨细胞病毒"的药物?

巨细胞病毒（CMV）感染是肾移植术后最常见的病毒感染之一，临床表现多样。CMV侵入人体，称为CMV感染，可为静止性感染或活动性感染。CMV侵袭肺、肝脏、胃肠道、肾上腺、中枢神经系统及骨髓等多种器官组织并引起相应临床症状，称为CMV病。

CMV感染的早期快速诊断，推荐外周血及尿液CMV DNA核酸定量检测。CMV DNA病毒载量每毫升大于10^3拷贝为病毒复制阳性。

各移植中心预防CMV感染的方案不尽相同，且不同器官移植受者亦存在明显差异。通常用于预防CMV感染的策略有两种：普遍性预防和抢先治疗。前者是在移植后一个特定时期（通常是3个月内）对所有CMV感染高危患者进行抗病毒预防，后者则是在实验室检查结果阳性或临床迹象表明存在早期CMV复制（如达到一定的病毒载量）的情况下实施抗病毒治疗，其目的是防止无症状CMV感染向CMV病进展。

鉴于CMV感染的多重危害性，建议对高危患者（供者血清学阳性，受者血清学阴性）选择普遍性预防。普遍性预防方案在移植后10天内即开始，维持3～6个月。最常用的药物是缬更昔洛韦、更昔洛韦、静脉输液更昔洛韦。其中，缬更昔洛韦是器官移植术后患者普遍性预防优先选用药物，缬更昔洛韦（一线预防：900mg，每天 1 次）、口服更昔洛韦（1000mg，每天 3 次）、静脉输液更昔洛韦（一线预防：5mg/kg，每天 1 次）。

采用抢先治疗方案需要定期（术后半年内每 2～4 周 1 次，2 年内每 1～2 个月 1 次）监测外周血和尿中的 CMV 病毒拷贝数，在明确 CMV 病毒复制时即开始抗病毒治疗。当尿中 CMV DNA 阳性时建议密切观察、重复监测。如果血中 CMV DNA 也出现阳性，甚至有发热等临床症状，启动抢先治疗。推荐药物为缬更昔洛韦（治疗：900mg，每天 2 次）或静脉输液更昔洛韦（治疗：5mg/kg，每天 2 次）。

推荐疗程为血清 CMV DNA 转阴后至少持续 2 周。

（许　亮）

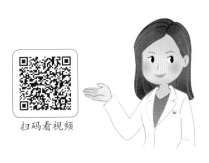

扫码看视频

视频 4-9　肾移植术后是不是要吃抗"巨细胞病毒"的药物？

34 "疱疹病毒"是什么?

疱疹病毒是一类DNA病毒,首次感染后潜伏起来并在一段时间后引发疾病,目前已知8种疱疹病毒对人致病,包括单纯疱疹病毒Ⅰ型、Ⅱ型、水痘-带状疱疹病毒等。

疱疹病毒一般不需要预防用药,对于表浅的单纯疱疹病毒感染,可以口服抗病毒药物治疗,如阿昔洛韦、伐昔洛韦或泛昔洛韦。对于系统性疱疹病毒感染,需静脉注射阿昔洛韦直至临床症状缓解,并适度减少免疫抑制药用量。

对于水痘初发感染的肾友,可以口服或静脉注射阿昔洛韦或泛昔洛韦,并减少免疫抑制药用量。

(许 亮)

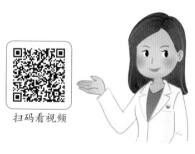

扫码看视频

视频4-10 "疱疹病毒"是什么?

"带状疱疹"该如何治疗?

带状疱疹是肾友们常见的感染并发症之一。它是一种影响皮肤和神经的感染性疾病,由水痘-带状疱疹病毒引起,由于皮疹呈带状分布,所以叫作带状疱疹。

平时这个病毒潜伏在神经的根部,当身体抵抗力减弱时,病毒开始生长、繁殖,沿着神经迁移至皮肤,使受侵犯的神经和皮肤产生严重的炎症反应,因此产生一系列临床表现。开始是丘疹,然后是水痘和疱疹,呈带状排列、簇集成群的水疱样皮损。通常发生在身体的一侧,易发生于头面部、颈部、胸腹部及四肢。同时还伴有严重的神经疼痛,临床上有时也称为"痛性疱疹病毒感染"。

由于肾友们长期服用免疫抑制药,抵抗力降低,部分肾友会发生带状疱疹感染,感染后需要做哪些处理呢?

目前带状疱疹的西医常规治疗主要包括四个方面,首先是抗病毒药物治疗,第二是镇痛治疗,第三是营养神经,第四是皮肤涂擦抗病毒药物药膏。

(1) 抗病毒用药:一般有两种药物选择,第一种是泛昔洛韦 0.25~0.3g,每天 2 次;第二种是阿昔洛韦 0.2g,每天 3 次。这两种药物都是口服的,疗程 7~10 天。

(2) 镇痛药物:疱疹病毒感染有时疼痛很剧烈,需要适当使用止痛剂。止痛剂选择最多的是普瑞巴林，它有两种规格，分别为 75mg 和 150mg，如果疼痛厉害可选用 150mg，如果疼痛不厉害时可选服 75mg，每天 2 次足够了。在这里要提醒肾友们，千万不要用非甾体消炎镇痛类药物（如吲哚美辛、布洛芬、帕瑞昔布钠等），此类药物对移植肾功能有明显影响的，要注意避免使用。

(3) 营养神经药物：因为疱疹病毒会损害神经，需要适当用些营养神经的药物，如甲钴胺，商品名叫弥可保，属于维生素类，可以帮助营养神经及损伤后修复。

(4) 局部用药：对于疱疹皮肤的损伤，可以选择阿昔洛韦软膏，每天外涂 3～5 次。这里再提醒各位肾友，一旦得了带状疱疹病毒，起了水疱尽量不要弄破，因为弄破以后容易并发细菌感染，不仅延长愈合时间，同时会增加皮肤色素沉着的程度。

（朱有华）

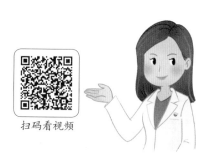

扫码看视频

视频 4-11 "带状疱疹"该如何治疗？

36 感染了"微小病毒"怎么办?

人类微小病毒（human parvovirus B19，HPV–B19）是一种广泛存在的 DNA 病毒。在免疫力正常的人群中，HPV–B19 是自限性疾病，不会引起严重症状，也无须治疗，正常情况下不需特殊预防。

但肾友们在免疫抑制药的作用下，感染 HPV–B19 病毒后自身免疫力有可能控制不住病毒的复制，大量病毒会攻击红系造血祖细胞，引起纯红再障性贫血。当肾友们出现血色素持续下降，又找不到其他的原因，就应该到医院去检查，如果网织红细胞明显减少，应高度怀疑 HPV–B19 病毒感染。查血中 HPV–B19 病毒拷贝数可明确诊断。

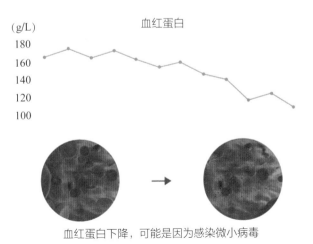

血红蛋白下降，可能是因为感染微小病毒

如果感染了微小病毒，不必惊慌，医生有办法治疗它。虽然普通抗病毒药物对 HPV-B19 无效，静脉注射免疫球蛋白一般都迅速有效。常规一个疗程 5 天，每天 400mg/kg 的剂量。需要注意的是，如果不调整免疫抑制方案，HPV-B19 不易治愈，或容易复发，所以诊断明确时就应及时调整免疫抑制方案，建议他克莫司转换为环孢素，减量或调整抗细胞增殖药物。

（许　亮）

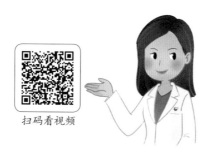

扫码看视频

视频 4-12　感染了"微小病毒"怎么办？

37 复方磺胺甲噁唑要吃多长时间？

　　肺孢子菌是一种寄居于人体呼吸系统、能够感染人体的机会致病性病原体。以往的研究认为该病原体是一种原虫，后来通过基因序列、基因产物分析证实该病原体是一种真菌，在免疫力低下的患者体内可引发致命性的肺孢子菌肺炎（pneumocystis jiroveci pneumonia，PJP）。PJP 感染与细胞免疫功能下降有关，因此正常人发病率低，在器官移植受者中发病率不一。肾移植术后 PJP 的发病率为 2%～11%，在移植术后 3～6 个月高发，病死率较高。若无复方磺胺甲噁唑的预防，死

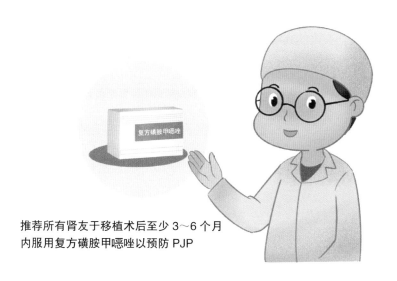

推荐所有肾友于移植术后至少 3～6 个月内服用复方磺胺甲噁唑以预防 PJP

亡率为 5%～33%，明显高于心肺和肝脏移植者。早期诊断和及时治疗是改善预后的关键。

PJP 在移植术后 3～6 个月和术后远期均有发生，主要和肾友的免疫状态相关。一旦发生，表现为发热、干咳、胸闷气急、劳力后加重，往往症状较严重。所以应以预防为主，推荐所有肾友于移植术后至少 3～6 个月内服用复方磺胺甲噁唑以预防 PJP。服药的方案：复方磺胺甲噁唑片剂（TMP 80mg/SMZ 400mg），口服 1 片，每天 1 次；或口服 2 片，每周 3 次。

（许　亮）

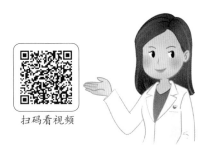

扫码看视频

视频 4-13　复方磺胺甲噁唑（复方新诺明）要吃多长时间？

38 BK病毒会损坏移植肾吗?

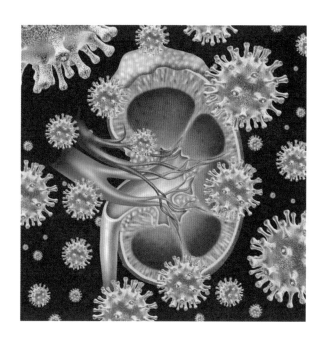

　　BK病毒是在正常人群中广泛潜伏感染的DNA病毒,在移植肾损伤和免疫抑制状态等因素作用下,潜伏在泌尿系上皮的BK病毒开始高水平复制,大量复制的病毒颗粒从尿路中排泄,尿液样本中可检测到Decoy细胞和BK病毒DNA,临床表现为BK病毒尿症。随着病程进展,BK病毒会逆行蔓延至肾小管上皮细胞中并复制大量子代病毒,引起细胞坏死、松解,使组织发生免疫性炎症浸润。当肾小管上皮细胞脱落和局部基底膜暴露时，病毒开始由肾小管周围毛细血管入血液，此时血液中能够检测到 BK 病毒 DNA，临床表现高拷贝数 BK 病毒血症，伴或不伴有肌酐升高。移植肾组织内持续的 BK 病毒感染和炎症损伤进一步破坏移植肾组织导致肾小管萎缩和间质纤维化，临床表现为典型的 BK 病毒相关性间质性肾炎、肌酐进一步升高，最终可致移植肾功能丧失。病程中部分肾友可伴有移植肾积水。此外，在少数情况下，BK 病毒感染还可以导致膀胱和输尿管肾盂肿瘤。

推荐肾友规律监测 BK 病毒的复制情况，例如术后 1 个月、3 个月、6 个月、9 个月、12 个月，直到术后 2～5 年。一般发现 BK 病毒血症 > 10^3 拷贝 /ml 持续 3 周以上，需要在专科医生的指导下进行减少免疫抑制药的治疗，并且定期复查，必要时进行移植肾穿刺活检。

（黄　刚）

39 肾移植术后灰指甲和跖疣顽固治不好怎么办?

　　灰指甲又名甲癣,本质为指甲真菌感染,属于甲真菌病,治疗方法以口服抗真菌药物为主,如伊曲康唑。此类药物常通过肝脏代谢,在服用前需要监测肝功能,服药过程中要定期随诊,一是监测疗效,二是监测不良反应,尤其是肝功能。外用药物对于累及多个指趾甲的效果不好。手部灰指甲用药时间为2个月,脚趾甲癣为3个月,与指趾甲生长速度有关。

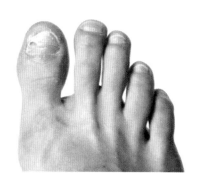

　　但值得一提的是,口服的抗真菌药往往可与免疫抑制药有相互影响而升高其浓度,用药期间一定要在专科医生的指导下进行相应的药物剂量调整。此外,灰指甲是皮肤角质层的真菌感染,不会侵入皮下和内脏系统,仅仅影响美观,临床上可以经过专科医生的评估决定是否需要干预。

　　跖疣是人类乳头瘤病毒(human papilloma virus,HPV)感

染所引起的，是寻常疣的一种，通过直接接触传染所致（亦有自身接触），外伤和细胞免疫功能低下或缺陷也是重要原因。属于皮肤表层的感染不会侵及真皮和内脏系统，不过 HPV 的某些高危型与肿瘤有一定的关系（如 HPV-16 和 HPV-18）。目前的治疗方法如下。

(1) 物理治疗：激光、冷冻、电灼、刮除、温热等治疗。

(2) 外用药物治疗：0.05%～0.1% 维 A 酸软膏、氟尿嘧啶软膏、3% 酞丁安霜或 3% 酞丁安二甲亚砜溶液、5% 咪喹莫特软膏。

(3) 皮损内注射：平阳霉素 +1% 普鲁卡因稀释后于疣体根部注射，每周 1 次。

(4) 系统药物治疗：目前尚无确切有效的系统治疗 HPV 的药物，可以试用免疫调节剂左旋咪唑。

（黄　　刚）

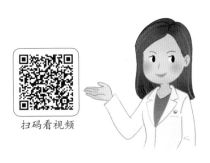

扫码看视频

视频 4-14　**BK 病毒会损坏移植肾吗？肾移植术后灰指甲和跖疣顽固治不好怎么办？**

40 肾移植术后可以接种疫苗吗?

　　由于长期应用免疫抑制药,肾友们处于免疫抑制状态,容易感染各种病原体(如细菌、真菌、病毒等)而导致疾病。为避免某些特殊感染,可以考虑接种疫苗。接种疫苗的主要目的是防止一些相关传染病的发生。不同类型的疫苗在接种过程中有不同的禁忌证,应该仔细遵守接种疫苗的说明。

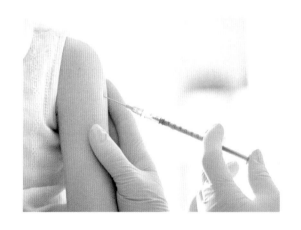

　　疫苗防病的原理是把病原体的某些特征性成分或减毒的活的病原体引入机体,刺激免疫系统,使机体产生针对相应病原体的抵抗力(主要表现为产生抗体)。目前临床上应用的疫苗大致分为两类:一类是灭活疫苗(内含病原体的某些特征性成分),一类是活疫苗(内含减毒的活的病原体)。灭活疫苗里没有活菌,所以对移植术后免疫功能低下的患者没有太大威胁,可以根据临床需要，放心接种。由于免疫功能低下，肾友对疫苗的反应性可能比较差。也就是说，注射疫苗后不能刺激机体产生相应的抗体，或虽然产生了抗体，但是抗体效价过低。所以注射疫苗后要注意监测抗体效价，必要时补种疫苗。

常见的灭活疫苗有：乙肝疫苗、百白破疫苗、流脑疫苗、狂犬病疫苗、伤寒疫苗等。

尽量不接种活疫苗，因为活疫苗里含有活菌，虽然做了减毒处理，但也仅仅是对普通健康人群不致病。移植术后的肾友长期服用免疫抑制药，免疫功能低下，注射活疫苗后可能导致较严重的感染，所以一般不建议肾友们注射活疫苗。

常见的活疫苗有甲肝疫苗、脊髓灰质炎疫苗、麻疹疫苗、甲流疫苗、腮腺炎疫苗、卡介苗等。

（许　亮）

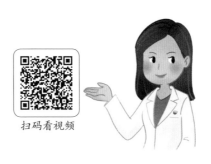

扫码看视频

视频 4-15　肾移植术后可以接种疫苗吗？

41 新冠疫苗我能注射吗?

目前国内外主流的新冠疫苗种类主要包括：腺病毒载体疫苗、灭活疫苗、重组蛋白疫苗和 mRNA 疫苗等。越来越多的核酸疫苗投入使用，但有关核酸疫苗在器官移植患者接种的临床研究却比较少，其有效性有待商榷。

器官移植受者由于长期服用免疫抑制药，导致自身免疫力较常人低，罹患新冠肺炎的概率及死亡率也明显高于一般人群。因此，美国食品药品管理局一致同意在器官移植受者中优先开展新冠疫苗接种计划。2020 年 12 月 8 日，美国移植学会传染病实践委员会宣布新冠疫苗接种于器官移植人群是安全有效的，随后美国移植学会发布了《器官移植受者接种 COVID-19 疫苗指南》。2021 年 1 月 5 日，国际移植协会移植疾病感染分会发布 COVID-19 下移植医生工作指导（第 5 版），其中特别针对器官移植人群接种新冠疫苗提出了以下建议和指导。

一旦通过审核及供应，器官移植受者可以接种所有种类的新冠疫苗（除外减毒活疫苗和重组病毒载体疫苗）。

无论是否既往感染新冠病毒或者新冠病毒抗体（IgM、IgG）阳性，所有器官移植受者均应接种疫苗。有关免疫缺陷患者再次感染的病例报道表明，缺乏有效的保护措施可导致再次感染。

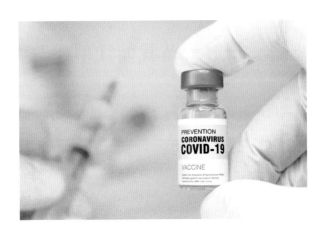

对于器官移植受者来说，接种疫苗的理想时机不确定。移植术后接种疫苗应至少推迟1个月。风险效益评估应权衡社区传播风险和不良反应的可能性。

器官移植候选人也应接种新冠病毒疫苗，目前不推荐新冠疫苗与其他疫苗一起接种，一些国家的指南建议两者之间至少间隔2周。现有数据仍未明确抗体在移植后是否持续存在，或者抗体下降后是否需要重新接种疫苗。

近期有移植计划的移植受者及其家人均应接种新冠疫苗，经研究证实，家庭内部的传播风险很高。

如果移植时进行T细胞或B细胞消融治疗（例如使用了胸腺球蛋白或利妥昔单抗），等到移植后3个月接种疫苗可能是合适的。

接受过新冠疫苗的移植受者应继续遵守所有当前的预防措施，如佩戴口罩、手部卫生、保持安全距离等。

虽然器官移植人群接种疫苗后产生的免疫反应强度较一般人群低，但接种疫苗仍可有效预防部分感染，同时接种疫苗也不会增加免疫排斥反应发生的风险。我国用于接种的两种新冠疫苗皆为灭活疫苗，参考美国移植协会发布的器官移植受者疫苗接种指南，灭活疫苗在移植前后都可以接种，并且具备良好的接种安全性及有效性。

目前我国接种新冠疫苗的数据尚未提及移植人群，而在我国多版本的接种通知中，均将获得性免疫缺陷人群列为禁忌接种人群。而在目前能阅读到的疫苗说明书中，科兴（北京科兴中维生物技术有限公司）新冠疫苗说明书中禁忌证不涉及移植人群，武生（武汉生物制品研究所有限责任公司）和北生（北京生物制品研究所有限责任公司）的说明书提及严重慢性疾病是接种禁忌；而同样针对严重慢性疾病，科兴的说明书是慎用。这说明不同疫苗之间的接种策略仍存在差异。

总体来说，国际上一方面推荐器官移植人群接种新冠疫苗，以保护此类免疫低下人群，另一方面也提及了该方面的诸多不确定性，但整体更倾向于支持前者。我国目前已经有计划、成规模地开展了千万剂次的疫苗接种，获得了良好的免疫预防与治疗效果。建议各位肾友保持冷静，等待相关政策及可靠实验数据公布后再接种是一个更好的选择，特殊状况下（近期有必要出境计划，从事高危行业和接种意愿强烈者）可以考虑接种灭活疫苗。

如果有需要特殊紧急接种的肾友，请根据个人具体情况详细咨询移植医生、流行病学专家、相关疫苗领域专家等。对于移植患者来说，非活疫苗可能效果欠佳，但是紧急情况下总比不接种要好。

（林　俊）

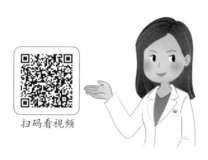

扫码看视频

视频 **4-16**　新冠疫苗我能注射吗？

42 被猫抓狗咬，能注射狂犬病疫苗吗？

人对狂犬病普遍易感，感染后死亡率 100%，而肾移植受者因为免疫力低下，感染后的潜伏期更短，病程进展会很迅速。被猫或者狗咬伤后，人们可以注射狂犬疫苗，通过疫苗的主动免疫使机体产生狂犬病毒抗体，从而发挥抗病毒作用。

说到狂犬病疫苗，必须要怀念法国著名的生物医学家巴斯德。在细菌学说占统治地位的年代，巴斯德并不知道狂犬病的病原体是一种病毒，而是某种可以通过细菌滤器的"过滤性的超微生物"。巴斯德从实践中知道，传染性的病原体经过反复传代可以减少毒性。他将含有病原的狂犬延髓提取液多次注射兔子后，获得了减毒的液体。1885 年，美国新泽西 9 岁儿童 Joseph Meister 遭到感染狂犬病的犬只攻击，性命垂危。他的母亲在民众帮助下跨越大西洋至巴黎，寻求巴斯德的救助。巴斯德利用他研究出的减毒液，在 1885 年 7 月 6 日给 Joseph Meister 接种了减毒液，之后孩子没有发病，成功挽救，直到 1940 年死于第二次世界大战。

但是有研究发现，对于服用免疫抑制药的肾友，由于机体产生抗体的能力低下，注射狂犬疫苗后必须大幅下调免疫抑制药的用量才能产生狂犬病毒抗体。肾友们长期服用免疫抑制药，本身处在非常微妙的免疫平衡中，在排斥和感染之间走着钢丝，贸然下调免疫抑制药，就有排斥风险，其后果往往难以预测。

　　肾友被如狗、猫、狼、老鼠等动物咬或抓后，应立即对被咬部位进行消毒处理，在第一时间用大量肥皂水冲洗伤口。伤口有多深，肥皂水就要冲多深，一定要尽早开始冲洗，而且要反复冲洗。冲洗后伤口要敞开，不要闭合伤口。尽早使用狂犬病血清，该血清含有高效价抗狂犬病免疫球蛋白，可直接中和狂犬病病毒。跟狂犬疫苗不一样，狂犬病血清属于被动免疫，不会受到服用免疫抑制药的影响。尽管肾友注射疫苗后产生抗体的能力弱，但狂犬病是致死性疾病，对高度危险的暴露者在权衡利弊的情况下，不存在禁忌证，应立即按要求注射狂犬疫苗。正常流程是被咬当天和第 3 天、7 天、14 天、28 天各注射狂犬病疫苗 1 针，共 5 针。同时联系肾移植医生适度下调免疫抑制药，但要注意有增加排斥反应的可能性。

（许　亮）

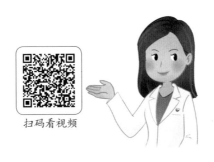

扫码看视频

视频 4-17　被猫抓狗咬，能注射狂犬病疫苗吗？

43 被钉子扎了，能注射破伤风疫苗吗？

破伤风是一种特异性感染，以牙关紧闭、痉挛为临床特征，潜伏期通常为 7～8 天。各种类型的创伤都有可能受到污染，特别是伤口小而深的刺伤，更容易受到破伤风杆菌的污染。病情严重者，若不及时治疗，病死率接近 100%。

手被钉子扎了之后，如果扎得比较深，那么伤口就比较细且比较深，这时候就需要打破伤风针来预防感染。

打完破伤风针之后一定要仔细观察是否会出现过敏症状，包括注射部位是否有红疹出现。如果感到胸闷不适、头晕、四肢湿冷，一定要及时处理。正常情况下，注射破伤风针之前都会进行常规皮试，对于皮肤过敏者可能还需要进行脱敏治疗。

（许　亮）

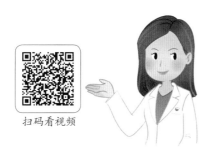

扫码看视频

视频 4-18　被钉子扎了，能注射破伤风疫苗吗？

附：常见疫苗与接种禁忌

(1) 卡介苗：主要预防结核性脑膜炎粟粒性结核，凡患有结核病、急性传染病、肾炎、心脏病、湿疹、免疫缺陷症或其他皮肤病者不予接种，接种后一般无全身反应，局部反应轻微，接种后2～3周在接种局部可见红肿硬结，中间逐渐软化形成小脓疱，这是正常过程，一般持续8～12周，是正常反应。

(2) 脊髓灰质炎减毒活疫苗（糖丸）：主要预防脊髓灰质炎（小儿麻痹症），凡发热、急性传染病、佝偻病、免疫缺陷、体质异常虚弱者及孕妇忌服，只有极少数婴幼儿出现一过性腹泻，可不治自愈。

(3) 百日咳、白喉、破伤风（百白破）：有癫痫、神经系统疾患及抽风史者禁用。急性传染病（包括恢复期）及发热者暂缓注射局部可出现红肿、疼痛、发痒，或有低热、疲倦、头痛等。一般不需特殊处理即自行消退，偶见过敏性皮疹、血管神经性水肿。可出现无菌性化脓，即硬结不能吸收，形成接种部位化脓。如果全身反应较重，应及时到医院治疗。吸附无细胞百白破疫苗全身反应或局部反应均极低。

(4) 麻疹减毒活疫苗：主要预防麻疹。患严重疾病、发热或有过敏史者不得接种，一般局部无反应，在6～10天时少数人可能发热、一过性散在皮疹和卡他症状等，持续不超过2天。如果体温超过38.6℃，持续时间超过5天是加重反应。

(5) 甲肝疫苗：主要预防甲型病毒性肝炎，一年四季均可接种。适用于 1 周岁以上的甲肝易感者，接种后无局部及周身不良反应，保护期达 3～5 年。

(6) 乙肝疫苗：主要预防乙型病毒性肝炎，一年四季均可接种，适用于可能感染乙肝的任何人。按国家规定，新生儿出生后必须按时接种三剂乙肝疫苗。乙肝疫苗每人分三针，按 0 个月、1 个月、6 个月程序进行接种，接种后局部及全身不良反应，全程接种后免疫保护期可达 3～5 年。值得注意的是，若乙肝表面抗原（HBsAg）阳性，表明已感染乙肝病毒，则不需注射乙肝疫苗。

(7) 狂犬病疫苗：主要用于预防狂犬病。使用于任何被狗、猫等哺乳动物咬伤或抓伤者。每人注射五针，分别在接触动物的当天、第 3 天、第 7 天、第 14 天和第 30 天，严重咬伤者，可根据实际情况联合使用抗狂犬病血清。注射后局部可出现轻微反应，如发红或轻度硬结，极少见发热反应。接种过程中应忌油和可乐、咖啡、浓茶等刺激性食物，类固醇和免疫抑制药可导致接种失败，应慎用。

(8) 流行性感冒疫苗（流感疫苗）：主要预防流行性感冒。适用于任何可能感染流感病毒的健康人，每年在流行季节前接种 1 次，接种疫苗后 10～15 天可产生抗体，1 个月时抗体达高峰，免疫力可持续 1 年。接种后无局部及全身不良反应。禁忌：①发热、急性病及慢性病活动期者最好推迟接种；②对免疫功能低及 HIV 感染者，是否接种应由负责的医生决定。注射部位可出现疼痛、红肿反应，如发热、肌痛、虚弱等显著而短暂的全身反应罕见。

(9) 肺炎球菌多糖疫苗：主要预防肺炎球菌引起的肺炎。适用于 2 周岁以上的肺炎易感者，一年四季均可接种。接种后无局部及全身不良反应，免疫保护期达 5 年，和流感疫苗联合使用可增加免疫效果。禁忌：①对疫苗中的任何成分过敏者；②正在进行免疫抑制治疗的患者；③具有严重心脏病或肺功能障碍的患者；④妊娠期和哺乳期女性。少数人可出现注射部位的疼痛、红肿等轻微反应，个别人可出现低热、肌痛和严重的局部反应，过敏反应极为少见。

(10) 水痘疫苗：主要预防水痘。适用于 1 周岁以上的儿童，建议在流行季节前接种，接种后无局部及全身不良反应，免疫保护期达 5 年以上。禁忌：①有严重疾病史、过敏史、免疫缺陷病者及孕妇禁用；②一般疾病治疗期、发热者缓用。注射后一般无不良反应。个别人在接种部位可出现疼痛，偶有发热或伴有一过性皮疹，一般不超过 3 天。

(11) 口服轮状病毒疫苗：主要预防轮状病毒引起的婴幼儿腹泻，口服，一般无不良反应，偶有低热、呕吐、腹泻等轻微症状，皆为一过性，2～3 天后即可减轻或消除。3 周岁以下儿童每年服 1 次，3 周岁以上儿童只需服 1 次。禁忌：①身体不适、发热、腋温大于 37.5℃；②急性传染病或其他严重疾病；

③免疫缺陷和接受免疫抑制药治疗。一般无不良反应，偶有低热、呕吐、腹泻等轻微症状，皆为一过性，2～3 天后即可减轻或消除。

(12) 麻疹－风疹－腮腺炎三联疫苗（MMR）：主要预防麻疹、流行性腮腺炎和风疹。适用于 1 周岁以上的易感者，常见的接种反应是在注射部位出现短时间的刺痛，少数人有低热或一过性皮疹。提倡育龄女性在怀孕前接种，但必须注意：育龄女性在接种麻疹－风疹－腮腺炎三联疫苗后 3 个月内应避免妊娠，妊娠期的女性不宜接种（其他减毒活疫苗亦如此）。

(13) B 型流感嗜血杆菌疫苗：预防 B 型流感嗜血杆菌引起的侵袭性感染(脑膜炎、肺炎、败血症、蜂窝组织炎、关节炎、会厌炎等）。适用于 5 周岁以下的儿童，接种后局部和全身反应轻微，并且大多接种后 48 小时内缓解。禁忌：①发热或患急性感染性疾病的个体；②对疫苗中任何一种成分，特别是破伤风类毒素过敏者禁忌。

(14) 乙型脑炎灭活疫苗：预防流行性乙型脑炎。发热、急性疾病及严重慢性疾病、神经系统疾病、过敏性疾病和既往对抗生素、生物制品有过敏史者均不可注射。一般反应：多数人接种无反应，仅个别儿童注射后，局部出现红肿、疼痛，1～2 天内消退；少有发热，一般均在 38℃以下；少数有头晕、头痛、不适等自觉症状。异常反应：基础免疫少见，常见于加强免疫。异常反应类型主要为皮疹、发热、血管性水肿和过敏性休克等，一般发生在注射后 10～30 分钟，很少有超过 24 小时者。

(15) A 群脑膜炎球菌多糖疫苗：预防流行性脑脊髓膜炎。禁忌：①癫痫、抽风、脑部疾患及有过敏史者；②肾脏病、心脏病及活动性肺结核；③急性传染病及发热者。一般反应轻微，少数人有短暂低热，多发生于接种后 6～8 小时，局部红晕及压痛感，多在接种 24 小时后逐步消失。

（16) 精制白喉、破伤风二联类毒素：预防白喉、破伤风。患严重疾病、发热或有过敏史者及注射白喉或破伤风类毒素后发生神经系统反应者不得接种。注射后局部可有红肿、疼痛、发痒，或有低热、疲倦、头痛等，一般不需处理即可消退。

(17) 风疹减毒活疫苗：预防风疹。禁忌：①患严重疾病、发热或有过敏史者；②妊娠期女性；③女性怀孕前 3 个月不宜接种本疫苗。注射后一般无局部反应。在 6～11 天内，个别可能出现一过性发热反应及轻微皮疹，一般不超过 2 天可自行缓解；成人接种后 2～4 周内，个别可能出现轻度关节反应。一般不需特殊处理，必要时可对症治疗。

(18) 伤寒 Vi 多糖疫苗：预防伤寒。禁忌：①发热性疾病及恢复期；②严重心脏病、高血压、肝肾疾病及活动性结核；③月经期妊娠期及哺乳期女性；④有过敏反应史者。注射后发热反应较少，局部稍见红肿，个别有压痛感，大多为轻反应。

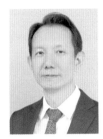

张 雷 副主任医师，副教授，医学博士，海军军医大学附属长海医院器官移植科副主任。中华医学会器官移植学分会青年委员会副主任委员，中国医药生物技术协会移植技术分会副主任委员，中华医学会器官移植学分会肾移植学组委员，中华医学会泌尿外科分会肾移植学组委员。擅于免疫高危肾移植、亲属活体肾移植、儿童肾移植。以第一（通讯）作者发表论文 20 余篇，其中 SCI 收录论文 10 篇。获军队医疗成果二等奖、科技进步三等奖各 1 项，获发明专利 2 项，主译专著 1 部，参编专著 5 部。

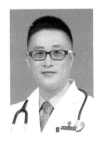

林 俊 医学博士，首都医科大学附属北京友谊医院泌尿外科主任医师，副教授，硕士研究生导师。专业方向为肾脏移植和血液透析。擅长肾脏替代治疗方案的选择，肾移植术后并发症的诊治和个体化免疫抑制方案的制订。中华医学会器官移植分会青年委员，北京医学会器官移植分会常务委员，中华医学会器官移植分会器官获取与评估学组委员，北京医师协会器官移植分会理事，中国医师协会器官移植医师分会肾移植学组委员等。

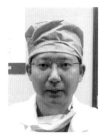

许 亮 解放军总医院泌尿外科医学部副主任医师，兼任中华医学会器官移植专业委员会青年委员会委员兼副秘书长，解放军器官移植专业委员会青年委员，北京医学会器官移植专业委员会青年委员，海峡两岸医药卫生交流协会器官移植专业委员会委员，中国医药生物技术协会移植技术分会委员，《中华器官移植杂志》特约编委。

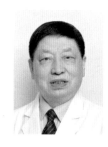

朱有华 主任医师，博士研究生导师，海军军医大学附属长海医院器官移植中心特聘教授，中国医师协会器官移植医师分会副会长，国家肾脏移植专业质控中心专家委员会副主任委员，中华医学会器官移植学分会感染学组组长，上海市肾移植质量控制中心主任，《中华器官移植杂志》副总编。近40年来，主要从事泌尿外科和肾移植的基础与临床研究，获得国家科技进步二等奖和军队科技及医疗成果等多项奖项。

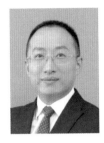 黄　刚　中山大学附属第一医院器官移植科，主任医师，博士研究生导师。从事肾移植临床工作近 20 年，擅长 DCD 肾移植、活体肾移植、二次肾移植、多器官移植、儿童肾移植、双肾移植。对于供肾质量评估及尿毒症患者肾移植围术期处理，肾移植术后排斥，感染和肾病复发等并发症的诊治有丰富的经验。尤其擅长移植受者或免疫抑制人群多瘤病毒感染相关并发症的预防、早期诊断和治疗。对移植肾穿刺活检临床病理诊断和治疗有着丰富的经验。

参考文献

[1] 蔡常洁,范欣,黄海辉,等.中国实体器官移植供者来源感染防控专家共识(2018版)[J].中华器官移植杂志,2018,39(01):41-52.

[2] Fishman J A. Infection in solid-organ transplant recipients[J]. N Engl J Med. 2007,357(25):2601-14.

[3] Lara Danziger - Isakov,Deepali Kumar. Vaccination of solid organ transplant candidates and recipients: Guidelines from the American society of transplantation infectious diseases community of practice[J]. Clinical Transplantation,2019,33(9).

[4] 焦玲帅,陈一波,杨铭,等.人类巨细胞病毒感染树鼩原代真皮成纤维细胞诱导凋亡特性[J].动物学杂志,2019(03):404-413.

[5] Oka Satoko, Ono Kazuo, Nohgawa Masaharu. Cytomegalovirus reactivation triggers the late onset of hyperthyroidism after autologous peripheral blood transplantation.[J]. Leukemia research reports,2019,11.

[6] 杨君义,张立菊.预防巨细胞病毒感染新药:letermovir[J].中国新药与临床杂志,2019,38(05):268-270.

[7] 徐慧玲,陈军刚,何灿辉.人疱疹病毒感染及抗疱疹病毒感染药物研究进展[J].中国感染与化疗杂志,2017,17(6):719-724.

[8] 王亚林,仇华吉,孙元.疱疹病毒的示踪技术:看到了什么?还能看到什么?[J].生物工程学报,2018,34(11):1721-1733.

[9] 李帅阳, 沈兵, 刘志宏. 肾移植术后人微小病毒 B19 感染导致纯红细胞增生障碍性贫血 [J]. 现代生物医学进展,2012,14(12):2698-2702.

[10] 李亚飞, 赵晓明, 卢洁. 人微小病毒 B19-DNA 定量检测在儿童免疫性血小板减少症中的意义 [J]. 中国小儿血液与肿瘤杂志,2015,01(20):38-40+44.

[11] 姚磊, 高蕾, 董解菊, 等. 肾移植患者微小病毒 B19 抗体的检测和临床意义 [J]. 第三军医大学学报,2003,10(25):930-931.

[12] 王春娜, 逯学梅. 肾移植术后肺部感染的临床分析 [J]. 中国现代药物应用,2015,22(9):156-158.

[13] Lamarche C, Orio J, Collette S, et al. BK Polyomavirus and the Transplanted Kidney: Immunopathology and Therapeutic Approaches[J]. Transplantation. 2016, 100(11): 2276-2287.

[14] 范宇, 石炳毅, 钱叶勇. 肾移植术后 BK 病毒感染研究进展 [J]. 医学综述,2014,20(24):4424-4428.

[15] Abdelaziz A M, Mahmoud K M, Elsawy E M, et al. Nail changes in kidney transplant recipients[J]. Nephrol Dial Transplant,2010, 25(1): 274-277.

[16] Hinten F, Hilbrands L B, Meeuwis K, et al. Reactivation of Latent HPV Infections After Renal Transplantation[J]. Am J Transplant, 2017, 17(6): 1563-1573.

[17] 蔡勇, 李声友, 冯晓, 等. 人用狂犬病疫苗的发展及狂犬病防治 [J]. 职业卫生与病伤, 2012,27(04):242-244.

[18] 王传林, 魏敬双. 狂犬病被动免疫制剂历史及现状 [J]. 中国急救复苏与灾害医学杂志, 2018, 13(11):1094-1100.

[19] 李小石, 吕晶. 破伤风感染的救治分析 [J]. 中国血液流变学杂志, 2014, 2(13): 250-252.

[20] 王雪霏, 郭树彬, 魏学, 等. 人破伤风免疫球蛋白在预防破伤风使用中的问题及对策 [J]. 中华急诊医学杂志,2015,24(05):573-575.

[21] Walsh E E, Frenck Jr R W, Falsey A R, et al. Safety and immunogenicity of two RNA based Covid-19 vaccine candidates[J]. N Eng J Med. 2020,383(25):2439-2450.

[22] Chavarot N, Leruez-Ville M, Scemla A, et al. Decline and loss of anti-SARS-CoV-2 antibodies in kidney transplant recipients in the 6 months following SARS-CoV-2 infection[J]. Kidney Int,2021,99(2):486-488.

第5章
其他常见并发症

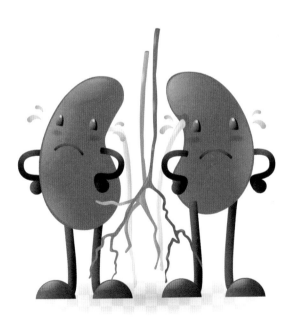

44 肾移植术后一直白天尿少，晚上尿多，下午的时候下肢肿胀，是什么原因？

一般情况下，成人 24 小时尿量为 1000～2500ml，平均在 1500ml，夜尿增多的判断标准为夜间排尿次数 ≥ 2 次，且尿量 > 750ml 或大于白天尿量（正常白天和夜间尿量比大约 2∶1）。

夜尿增多的原因如下。

(1) 生理性因素： 如睡前大量饮水、服用利尿药、精神高度紧张，或摄入过多利尿饮品（如茶、咖啡和酒精）等。

(2) 老年人： 随着年龄的增加，机体夜间抗利尿激素分泌相对减少、肾脏浓缩功能减退、前列腺增生等原因会引起夜尿增多。

(3) 肾脏疾病： 肾小球疾病、慢性肾小管间质性疾病、肾功能异常时，常首先出现夜尿增多。

(4) 下肢水肿疾病： 如充血性心力衰竭、慢性肾病、肾病综合征、肝硬化等，因夜间平卧时无法及时排出的水分更多地返回到循环血液中，导致夜尿增多。

(5) 其他疾病： 如尿崩症、阻塞性睡眠呼吸暂停综合征（严重的睡觉打呼噜）等。

如果夜尿增多合并下肢水肿，在排除上述生理性因素，如睡前大量饮水、夜间口服利尿药、钙通道阻滞药类降压药等可能后，应考虑移植肾脏本身的原因及是否合并有心功能不全、肾病综合征等原因。此外，下肢水肿还应考虑到甲状腺功能异常、肝功异常、下肢静脉血栓等可能。

（张　更）

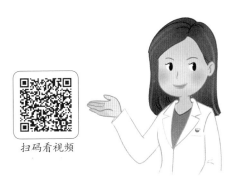

扫码看视频

视频 5-1　肾移植术后一直白天尿少，晚上尿多，下午的时候下肢肿胀，是什么原因？

45 移植后一直需要吃利尿药来保持出入量平衡，怎么办?

部分肾友术后移植肾功能未完全恢复正常，合并心功能不全、肝硬化等疾病时，会出现出入量失衡，引起全身水肿状态，需要口服利尿药。医生会根据肾功能、心脏功能、电解质等各方面评估病情，给予合适的利尿药物，改善水肿状态，减少肾脏、心脏等器官的负担。

呋塞米（速尿）和螺内酯都是常用的利尿药。呋塞米是襻利尿药，利尿作用强，速度快，但可能会引起尿素氮、血肌酐的升高，需密切观察。肌酐轻度升高并保持稳定时可无须处理，持续升高时不仅要请自己的主管医生帮助分析看有没有其他导致肌酐升高的因素，同时要观察血中电解质水平。呋塞米可能会引起低钠血症、低钾血症、酸碱平衡紊乱（失衡）等情况，尤其是低钾血症，但对于血钾偏高的肾友而言，这是一个很好的选择。呋塞米还可能会引起尿酸升高、耳毒性等并发症，磺胺过敏者需谨慎使用襻利尿药。托拉塞米的利尿作用平缓，也是一个不错的选择。螺内酯是保钾利尿药，利尿作用弱，一般对合并低钾血症的肾友首选使用，通常可联合襻利尿药以减少低钾血症的发生，但需密切监测电解质，尤其是同时服用血管紧张素转化酶抑制药（ACEI）或血管紧张素Ⅱ受体拮抗药（ARB）类降压药时。

总之，肾友们应根据医生的指导建议制订合理的利尿方案，定期密切复查，监测尿量。如果服药期间出现不适症状，及时联系自己的主管医生。

（张　　更）

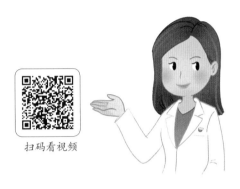

扫码看视频

视频 5-2　移植后一直需要吃利尿药来保持出入量平衡，怎么办？

46 肾移植术后出现视物模糊是否与免疫抑制药有关?

有些肾友会问，肾移植之前视力很好，现在怎么看东西有点模糊，有时候还会有眼睛疼痛，是因为吃抗排斥药物吗?

其实，这种症状可能是白内障或视神经炎。肾移植术后并发的白内障和视神经炎主要与长期服用激素、环孢素等免疫抑制药有关，且多数发生在术后 5 年内。肾移植术后应定期复查抗排斥药物浓度，视力发生变化时应及时告知主管医生，必要时进行眼科检查。

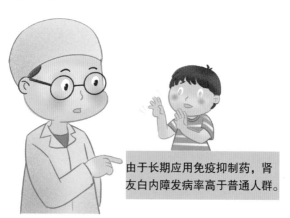

由于长期应用免疫抑制药，肾友白内障发病率高于普通人群。

由于免疫抑制药的长期应用，肾友白内障发病率高于普通人群。肾移植术后大量应用糖皮质激素者白内障的发病率可高达 22%，其中 5% 需要手术治疗。

（袁小鹏）

47 肾移植术后出现白内障和其他眼科疾病是否应该调整药物？

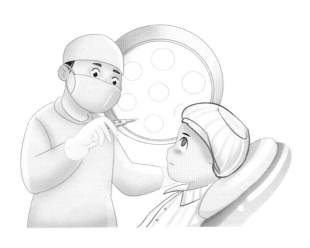

　　目前尚无特效的药物能有效预防和治疗肾移植术后白内障的发生，停用糖皮质激素是一个可以考虑的选项，但应充分权衡排斥反应的风险。手术是治疗白内障的有效方法。由于肾移植术后白内障的特殊性，其病程进展也有别于一般类型的白内障。依据术后视力的随访情况来看，部分肾友6个月后视力下降与原有肾脏病变的程度有一定关系。在肾病早期进行肾移植的肾友，由于眼底病变轻，激素用量少，术后可较好地维持视力；而年龄较大、肾病病程长、反复肾移植的肾友，因术前眼底病变重，白内障不是导致视力改变的唯一原因，术后效果欠佳。

　　肾移植受者白内障手术后，仍有发生后发性白内障的概率，而且发生时间也较一般类型为早，这是由其疾病的特殊性决定的。因肾移植术前接受血液透析治疗，其视网膜及黄斑有轻重不等的水肿。对于肾移植受者白内障术后发生的后发性白内障，待术后眼内炎症反应稳定后再进行激光治疗是安全且有效的方法。

　　此外，肾移植术后出现视物模糊，也有可能是其他的眼部疾病导致，如青光眼和视网膜疾病。应在眼科专家的指导下，明确诊断后治疗。

（袁小鹏）

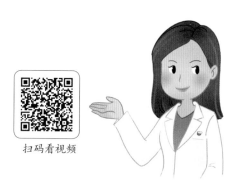

扫码看视频

视频 5-3　肾移植后视物模糊与免疫抑制药有关吗？

48 肾友的激素减量、撤除原则和注意事项是什么?

经常有肾友咨询类似"有肾友不吃激素,我也能不吃激素吗?"的问题,激素是肾移植术后抗排斥(也称为"抗排异"或"免疫抑制")方案的重要组成部分,那么肾移植术后激素到底怎么吃?下面我们一起来探讨这个问题。

肾移植术后最常用的"三联"抗排斥方案是钙调磷酸酶抑制药(他克莫司或环孢素)、吗替麦考酚酯和激素。激素是"糖皮质激素"的简称,最常用的口服激素是"醋酸泼尼松片"或"甲泼尼龙片",5mg的醋酸泼尼松片与4mg的甲泼尼龙片的药物效果相同,可按医生的要求选择吃一种。肾友在肾移植术后早期口服激素剂量较大,然后逐渐减量,到病情平稳的长期维持期,每天只吃一片激素或更小剂量。但即使很低剂量的激素,长期服用也会产生一系列药物不良反应,常见的有高脂血症、高血压、糖尿病、肥胖症、心脑血管疾病、消化道溃疡、骨质疏松症、白内障、青光眼,也可能导致病毒性肝炎复发、感染风险增加等,这些疾病会影响肾友的生活质量和生存时间。当然,只有少部分肾友才会出现这些严重的药物不良反应,大部分肾友可以耐受长期口服激素。

在哪些情况下需要减激素或者停用激素?当肾友出现肥胖

症、消化性溃疡、骨质疏松症、白内障、青光眼等严重影响生活质量或需要手术治疗的疾病时，可以在医生指导下进一步减少激素用量，甚至停用激素。老年肾友容易出现各种并发症，老年或者多次大剂量激素冲击治疗的肾友（尤其是女性）更易出现骨质疏松症，要密切关注骨密度，需在肾移植专家指导下根据病情调整激素用量。出现股骨头坏死的肾友也需要酌情停用激素。激素影响儿童的生长发育，故儿童肾移植受者可以在肾移植专家指导下每天吃半片激素，或隔天吃一片激素，甚至停用激素。

在哪些情况下不能撤减激素或者停用激素？激素是免疫抑制方案的重要组成部分，对移植后肾病复发高危的肾友，如 IgA 肾病、局灶性节段性肾小球硬化（focal segmental glomerulosclerosis，FSGS）导致终末期肾病（end-stage renal

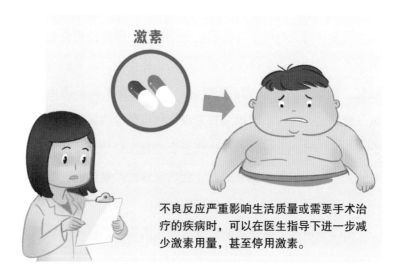

激素

不良反应严重影响生活质量或需要手术治疗的疾病时，可以在医生指导下进一步减少激素用量，甚至停用激素。

disease，ESRD），在肾移植术后不宜快速撤减激素；对诊断为移植肾 IgA 肾病或 FSGS 复发的肾友，也不建议撤减激素；出现血尿或者蛋白尿的肾友，同样不建议撤减激素。故关于肾移植术后激素的撤、减、停方案，一定遵循有经验的肾移植专家的指导，不要自行做主，以免出现严重后果。

（文吉秋）

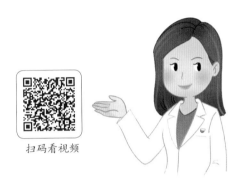

扫码看视频

视频 5-4　肾友的激素减量和撤除的原则和注意事项

49 肾移植术后出现尿蛋白和（或）尿隐血阳性的原因有哪些？

肾移植术后出现蛋白尿和（或）尿隐血阳性的原因很多，常见的原因有：移植肾慢性排斥反应（尤其是慢性体液性排斥反应）、移植肾复发肾小球肾炎、移植肾新发肾小球肾炎、移植肾肝炎相关性肾损害等。

肾移植术后出现尿隐血阳性时，首先要明确血尿是外科性还是内科性的。外科性血尿尿沉渣检查（或红细胞位相检查）是均一型红细胞，其原因有泌尿系统（包括自体泌尿系统和移植肾输尿管）肿瘤、炎症、结石。内科性血尿尿沉渣检查（或红细胞位相检查）是多形型红细胞，其原因有移植肾复发肾小球肾炎、移植肾新发肾小球肾炎等。

要明确尿蛋白和（或）尿隐血阳性的原因，一般需要移植肾穿刺病理活检，同时结合术前原肾的穿刺病理结果综合分析。如果 24 小时尿蛋白定量在 0.8g 以下、尿红细胞在 5×10^5/ml 以下且血清肌酐正常，可以先经验性口服药物治疗 3 个月；如果蛋白尿和（或）血尿好转，则可以继续观察；如果蛋白尿和（或）血尿没有好转，则需要考虑移植肾穿刺活检。如果发现大量尿蛋白、血尿、血肌酐升高、双下肢水肿，则应尽快明确病因，调整治疗方案。如果血肌酐缓慢升高至 350μmol/L 或更高，而且合并尿蛋白，移植肾活检仍有一定的意义，但不推荐做过于积极的治疗（如激素冲击），需考虑其他可能的原因（CNI 毒性或 BKV 肾病），调整治疗方案，尽量延长移植肾存活时间。

（文吉秋）

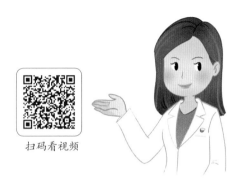

扫码看视频

视频 5-5　肾移植术后出现蛋白尿和（或）尿隐血阳性的原因

50 肾移植术后出现尿蛋白和（或）尿隐血阳性应该怎么办?

移植肾慢性排斥反应是引起肾移植术后蛋白尿最常见的原因，结合肾友术前病史（原肾穿刺病理）、群体反应性抗体、供体特异性抗体等检查和移植肾穿刺病理活检结果明确诊断后，要及时调整免疫抑制药物的种类和剂量，或者住院使用一些特殊治疗方法（如抗 CD20 单克隆抗体、蛋白酶体抑制药、静注人免疫球蛋白、血浆置换、免疫吸附等）。

移植肾复发肾病的最常见类型是 IgA 肾病，还有局灶节段性肾小球硬化、膜性肾病、膜增生性肾小球肾炎等。

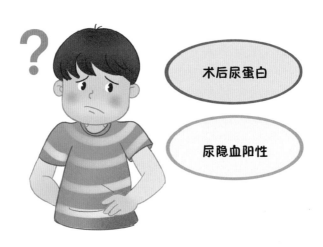

术后尿蛋白

尿隐血阳性

IgA 肾病临床表现轻重不一，轻者多无临床症状，大部分出现持续性镜下血尿，也可出现蛋白尿或蛋白尿加重，早期绝大部分不伴有血肌酐升高，加重时会出现肉眼血尿和血肌酐迅速升高。IgA 肾病的常规治疗包括糖皮质激素、血管紧张素转化酶抑制药或血管紧张素 II 受体拮抗药，其中病理表现伴有新月体的肾友需要根据临床需要使用大剂量激素冲击治疗、环磷酰胺和血浆置换。

局灶节段性肾小球硬化临床表现为肾病综合征，早期可出现大量蛋白尿（尿蛋白定量 ≥ 3.5g/24h），伴低蛋白血症。移植后早期复发者可以表现为移植肾功能延迟恢复（DGF），需要与其他原因导致的 DGF 相鉴别，而晚期复发者多表现为隐匿性复发。FSGS 的常规治疗包括血浆置换、大剂量钙调神经磷酸酶抑制药（如环孢素）、抗 CD20 单克隆抗体、ACEI 或 ARB 和降血脂治疗。

膜性肾病也常表现为大量蛋白尿，部分可合并血尿和血肌酐升高，少部分合并低蛋白血症和双下肢水肿。膜性肾病常规治疗包括降尿蛋白治疗（ACEI 或 ARB）、抗 CD20 单克隆抗体、具有降低尿蛋白效果的植物药、抗凝治疗等。

临床表现和病理改变不严重时，在免疫抑制药物的作用下，不必额外治疗，大部分可以维持稳定。部分表现为大量蛋白尿、血肌酐较快升高者，需要积极治疗以阻止疾病进展。

蛋白尿和血尿经过治疗后不一定能转为阴性，长期少量的蛋白尿和血尿一般不会显著缩短移植肾存活时间，故如果检查发现尿蛋白和（或）尿隐血阳性，不要过于紧张或焦虑，更不要病急乱投医、乱用药，要及时到医院咨询肾移植专家的意见，及时进行移植肾穿刺活检，以明确原因并调整治疗方案。

（文吉秋）

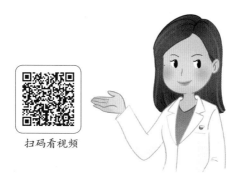

扫码看视频

视频 5-6　肾移植术后出现蛋白尿和（或）尿隐血阳性了怎么办？

肾移植术后的牙龈增生主要是什么原因，有哪些临床表现?

肾移植术后牙龈增生是 CNI 类药物（这里主要指环孢素和他克莫司）的常见不良反应，其中环孢素的牙龈增生反应更为明显。自问世以来，环孢素被广泛应用于肾移植术后抗排斥治疗，使移植肾的存活率大大提高，其药物不良反应也日显突出。1983 年首次报道了环孢素引起的药物性牙龈增生，长期应用环孢素牙龈增生的发生率为 21%～47%。环孢素和钙通道阻滞药（如盐酸地尔硫䓬、硝苯地平等）的联合应用会明显增加牙龈增生的发生率。口腔卫生水平与牙龈增生程度之间也存在重要关联，口腔卫生差是牙龈增生的危险因素。

牙龈增生不仅影响美观、造成心理上的障碍，而且妨碍口腔的正常咀嚼和吸收功能，影响肾友的生活质量。牙龈增生也是全身感染的危险因素，假性龈袋的形成为细菌和食物残渣提供了隐匿之处，随后增加牙菌斑形成，导致牙龈炎，从而增加口腔感染的风险。此外，慢性牙周疾病能引起许多其他系统的疾病，如心血管系统疾病，会损害身体健康。

（袁小鹏）

52 肾移植术后的牙龈增生能否手术治疗，术后是否会复发?

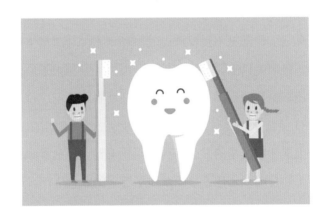

肾移植术后需养成良好的口腔卫生习惯，并定期行口腔洁齿术。对于轻中度牙龈增生的肾友，应首选用他克莫司替代环孢素，也可选用阿奇霉素治疗并结合洁齿术。国内报道甲硝唑、阿奇霉素治疗环孢素引起的牙龈增生有效，其中阿奇霉素的作用大于甲硝唑，因此阿奇霉素可作为环孢素引起的牙龈增生的首选药物。重度牙龈增生时，除了应用上述治疗外，必要时可以采用手术或激光切除增生牙龈。因为手术或激光切除增生牙龈受到多种因素的限制，伴有高血压时，术中和术后会出现止血困难，术后复发也是限制其应用的重要原因。常规牙周手术的切除会造成创面的持续、大量渗血，止血极其困难，手术的有效性难以保证，需要大量使用牙周塞制剂，这种治疗方法近年来已鲜有报道。使用高频电刀切除增生的牙龈组织，对出血控制比以前有进步。但是电刀切除后组织容易产生水肿和溃疡，也无法进行牙龈的面状逐层切割，不能对软组织进行三维切割和塑形。目前需要手术的案例，多选择激光切除治疗。激光切除术后肾友恢复情况良好，舒适度高，降低了手术难度。术后也不易出现组织水肿、溃疡等症状。

（袁小鹏）

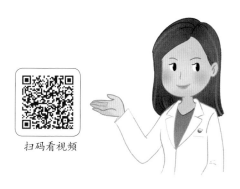

扫码看视频

视频 5-7　肾移植术后牙龈增生了怎么办？

53

肾移植术后出现全身关节疼，尤其髋关节比较严重，主要有哪些原因？

肾移植术后出现全身关节疼痛，尤其髋关节比较严重，需要注意是否发生了代谢性骨病，尤其是糖皮质激素相关性股骨头坏死。肾移植术后因长期服用免疫抑制药引起代谢性骨病，又称为糖皮质激素性骨质疏松，严重者可以发生糖皮质激素相关性股骨头坏死。

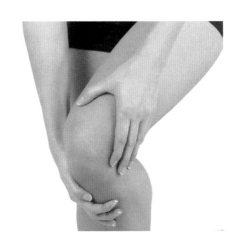

肾移植术后容易发生骨量减少与骨质疏松，尤其在移植术后半年到 1 年半，骨量丢失的最快。肾移植手术 3 年以后，骨密度趋于稳定。在肾移植后的半年里，腰椎部位的骨密度值下降 4%，股骨颈部位的骨密度值下降 3%。移植肾术后发生骨折的危险性比正常人群高出 4.5 倍。肾移植术后腰椎骨量每年减少约 1.7%，且男性与女性肾友均减少。对于肾移植术后的女性，尤其是绝经后女性肾友，更应重视骨质疏松问题，应积极进行预防和治疗。

骨质疏松与骨折在肾移植术后是很常见的，尤其是女性肾友。有研究表明，肾移植术后平均 7.5 年的肾友，骨组织改变主要表现为骨吸收增加，骨形成速度较慢，而且骨损伤在移植早期较严重。当移植 10 年以后，骨形成与吸收则接近正常。

几乎每一个肾移植术后的肾友都经历了肾性骨病阶段。肾性骨病是由于慢性肾衰竭导致 $1,25-(OH)_2-D_3$ 缺乏和继发性甲状旁腺功能亢进而造成的。长期存在代谢性酸中毒、激素的常规服用及性激素相对缺乏都可以导致骨量减少。当肾友接受肾移植后，常规应用糖皮质激素药物可导致肾友出现骨量的改变，容易出现骨质疏松症。糖皮质激素对骨骼具有存在潜在的危害性作用，即使小剂量也可以导致服用者骨量减低，甚至增加骨折的危险。

（袁小鹏）

肾移植术后如何有效预防骨质疏松?

肾移植术后预防骨质疏松的措施如下。

(1) 一般防治措施:科学的生活方式,包括不吸烟、不饮酒、少喝咖啡和浓茶;合理的膳食营养,如低钠饮食;合理的体育锻炼(负重)。

(2) 激素使用原则:应按医嘱尽量使用最低剂量、最短疗程及最佳给药方式;激素开始治疗 2 年中,应定期(半年)检查骨密度并随访。

(3) 钙剂和维生素 D:钙剂和维生素 D 是防治器官移植术后骨质疏松的基础用药,所有肾友均应补充适量钙剂,使

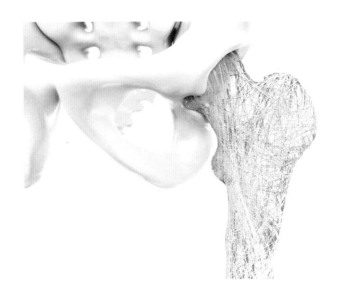

每天钙的总摄入量达1000～1500mg，同时补充维生素D 400～800U。

(4) 活性维生素D：高达51%的肾友存在维生素D轻度缺乏，29%存在中至重度缺乏。骨化三醇0.25μg/d给药6个月能够预防腰椎和股骨近端的骨丢失。阿法骨化醇可以抑制骨吸收，促进骨形成，改善骨质量和防治骨质疏松。

(5) 双膦酸盐类药物：双膦酸盐是一种人工合成的焦磷酸盐类似物，是目前治疗骨质疏松的一线药物。常用的双膦酸盐主要包括阿仑膦酸钠、依替膦酸二钠、利塞膦酸钠、伊班膦酸钠和唑来膦酸。研究表明，阿仑膦酸钠在肾移植术后骨质疏松的治疗疗效方面优于活性维生素D。双膦酸盐总体安全性较好，主要不良反应为胃肠道反应，所以食管炎、食管溃疡及胃溃疡等肾友应慎用或禁用；另外，双膦酸盐主要经肾脏排泄，肾功能不全的肾友应慎用。轻中度肾功能不全肾友仍可选用依班膦酸钠，有严重肾病（例如肾功能不全，血清肌酐＞442μmol/L）者慎用。需要注意的是，唑来膦酸连续应用不必超过3年，有报道在应用唑来膦酸期间进行牙科手术时，可能发生下颌骨坏死，故应充分考虑利弊。

(6) 降钙素：降钙素能抑制破骨细胞的活性并减少破骨细胞的数量，减少骨量丢失，并有明显的镇痛作用。目前应用于临床的人工合成降钙素类似物有两种，即鲑鱼降钙素和鳗鱼降钙素。

(7) 甲状旁腺素: 甲状旁腺素能够促进骨形成,增加骨量,代表药物是特立帕肽,这是一种重组人甲状旁腺素。

(8) 激素替代治疗: 雌激素能够与成骨细胞上的受体结合,促进骨有机质合成和重建,同时还可直接抑制破骨细胞活性。激素替代治疗既往是治疗绝经后骨质疏松的重要方法,目前已经成为治疗骨质疏松的二线用药。长期使用雌激素会增加乳腺癌、子宫内膜癌、血栓形成及心血管意外等风险,临床用药最好不超过 5 年。

对于移植肾术后明确诊断骨质疏松症的肾友,在接受治疗的同时,应当根据病情变化或治疗方案的选择,1 年复查 1 次骨密度或半年复查 1 次骨密度。若条件允许,建议肾友每 3 个月复查 1 次骨标志物,以观察其骨代谢情况,更好地协助调整治疗方案。

（袁小鹏）

55 肾移植术后预防及治疗骨质疏松期间应该注意哪些问题？

肾移植术后长期使用激素治疗的绝经期女性和 50 岁以上男性应该定期接受骨折风险筛查。2017 年美国风湿病学会指南建议，对长期接受（6 月以上）糖皮质激素治疗的肾友进行预防骨质疏松治疗，并常规接受骨折风险筛查，包括骨密度和骨转换标志物，根据筛查结果将骨折风险分为高、中、低三级，分级结果可作为糖皮质激素性骨质疏松的防治依据。根据骨折风险的分级结果，低骨折风险可使用钙剂、活性维生素 D 及改善生活方式进行基础治疗。基于疗效、药物不良反应及花费等因素，中高骨折风险的肾友采用其他抗骨质疏松药物，首选药物为双膦酸盐，其次可选特立帕肽，部分肾友可以采用德尼单抗或洛昔芬治疗，肾移植术后不推荐使用德尼单抗。

糖皮质激素相关性股骨头坏死是激素治疗中最严重的并发症之一，可导致髋关节的骨关节炎、股骨头塌陷。因其起病隐匿，病因复杂，治疗效果欠佳，致残率高，严重影响肾友的生活质量。大剂量的激素可以通过多种途径导致维生素 D 代谢异常，使成骨细胞和破骨细胞的功能与活性受到影响，引起骨代谢异常，股骨头内骨小梁受到破坏造成骨折，股骨头塌陷影响其周围的血液循环发生股骨头坏死。国内人群中，糖皮质激素相关性股骨头坏死占所有股骨头坏死的 24.4%。目前对激素性股骨头坏死的治疗主要以药物治疗和外科手术为主。外科手术指征主要针对股骨头塌陷，对于年轻人建议保留髋关节的手术方式，人工关节置换术则适用于中老年肾友。但临床上合理使用糖皮质激素或者减少使用糖皮质激素在预防糖皮质激素相关性股骨头坏死中仍起着至关重要的作用。

（袁小鹏）

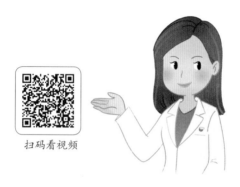

扫码看视频

视频 5-8　肾移植术后全身关节疼痛怎么办？如何预防骨质疏松？

肾移植术后红细胞增多症是什么? 主要表现有哪些? 引起红细胞增多症的原因是什么?

有些肾友在移植术后发现脸色特别红润,化验发现血色素越来越高,甚至高过了正常值。这是肾移植术后的一种常见并发症:肾移植术后红细胞增多症。该病的发生率为10%～15%,男性多于女性,通常多见于术后前2年,并且发生于移植肾功能良好的肾友,有自愈倾向,多于术后2～5年逐渐缓解。

肾移植术后红细胞增多症的临床表现为面部潮红和高血压症状,如头痛、头晕、易疲乏。其引起的并发症发生率为20%左右,主要为血管栓塞性疾病,如血管栓塞、脑栓塞、心肌梗死、肺栓塞等,其他并发症包括胰腺炎、排斥反应、移植肾功能损害等。

肾移植术后红细胞增多症(postransplam erythrocytosis, PTE)的诊断标准是:男性 HCT $\geq$ 0.51, Hb $\geq$ 165g/L;女性 HCT $\geq$ 0.48, Hb $\geq$ 150g/L,连续3次阳性,持续2周以上。排除标准:肾友使用大剂量利尿药、吸烟,有慢性限制性或阻塞性肺疾病、恶性肿瘤,有各种原因的缺氧等影响促红细胞生成素产生的因素。

表 5-1　肾移植术后红细胞增多症的诊断标准

男性	男性 HCT ≥ 0.51，Hb ≥ 165g/L，连续 3 次阳性，持续 2 周以上
女性	女性 HCT ≥ 0.48，Hb ≥ 150g/L，连续 3 次阳性，持续 2 周以上

PTE 的发病机制目前尚未完全清楚，研究认为以下因素可能与之有关。

(1) 移植肾产生过多的促红细胞生成素。雄激素的升高使原始红细胞对促红细胞生成素敏感性增高，促使红细胞生成增加，这个因素可以解释男性患病率明显高于女性。

(2) 高血压、免疫抑制药的应用、肾移植后肾功能好转、胰岛素样生长因子（IGF-1）及其主要结合蛋白的异常，也与 PTE 的发生有关。

(3) 肾友体内促红细胞生成素受体的数量和亲合力发生了改变，从而增加了对正常水平的促红细胞生成素的敏感性。

(4) 肾素－血管紧张素系统也参与其发生、发展过程，例如血管紧张素 II 可通过增加促红细胞生成素水平来促进红细胞生成。

（袁小鹏）

57 肾移植术后红细胞增多症应该如何治疗?

肾移植术后红细胞增多症有自愈的特点,但出现的并发症较严重并可影响移植肾功能,故应积极治疗。目前治疗 PTE 的主要措施如下。

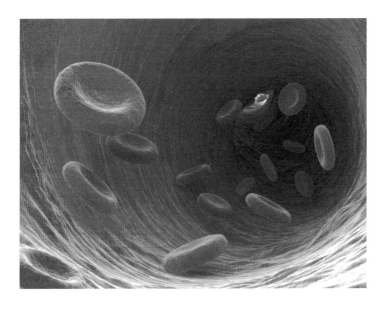

(1) 血管紧张素转化酶抑制药: 如贝那普利、培哚普利等。血管紧张素转化酶抑制药对于 PTE 的治疗效果已取得共识,但服用此类药物有一定不良反应,包括影响肾脏功能、贫血、低血压、高钾血症、性功能障碍、咳嗽等。血管紧张素酶抑制转换药应根据血压情况从小剂量开始给药,治疗过程中监测血压、血常规和肾功能，根据血压调整药物剂量。

(2) 血管紧张素 Ⅱ 受体拮抗药： 如厄贝沙坦，与血管紧张素转化酶抑制药具有类似的效果。

(3) 放血疗法： 这是临床最先尝试的一种方法，由于相关药物的出现，医患双方都不太容易接受，难以稳定维持血红蛋白在满意水平，需反复多次随访，同时存在如低血压、铁缺乏等不良反应，几乎已经不再应用。

（袁小鹏）

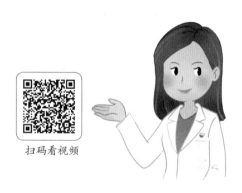

扫码看视频

视频 5-9　肾移植术后红细胞增多症的介绍

58 肾移植术后贫血的原因及治疗策略?

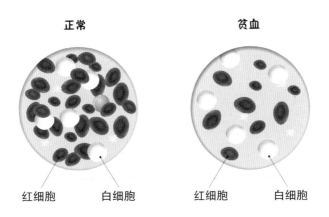

正常　　　　　　　　贫血

红细胞　　白细胞　　　　红细胞　　白细胞

　　与上面提到的红细胞增多症恰恰相反，门诊随访时会发现有部分肾友出现不同程度贫血，肾友就会很紧张，担心是不是移植肾功能出现问题了。

　　大多数尿毒症肾友的贫血会在肾移植术后逐步缓解或纠正。移植后12%～20%的肾友仍存在不同程度的贫血，其主要原因有：铁剂等造血原料缺乏、促红细胞生成素分泌不足及免疫抑制药或感染对骨髓造血功能的抑制作用，有些特殊病毒感染，如微小病毒，也可以导致贫血发生。若能明确病因并予以针对性治疗，均可以逐渐缓解。所以，肾友发现贫血后不必过度紧张。

　　对肾移植术后贫血进行治疗，首先应明确贫血产生的原因。例如治疗感染及急慢性排斥反应，选择合适的免疫抑制方案及改善肾功能均有利于贫血的纠正，同时补充铁剂、叶酸、维生素 B$_{12}$ 等造血原料对纠正贫血也有帮助，当促红细胞生成素分泌不足时，正确使用促红细胞生成素也是非常必要的。

若经过上述治疗贫血还未得到纠正，建议在血液内科就诊，完善骨髓穿刺等检查明确病因，并与肾移植医生联合制订相应的治疗方案。

（卢　奕）

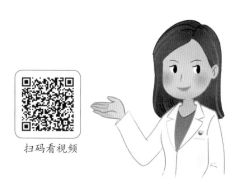

扫码看视频

视频 5-10　肾移植术后贫血的原因及治疗策略

59 术后复查肝功能指标异常有哪些原因?

肾移植术后肝功能异常的最常见原因是药物性肝损害,环孢素、硫唑嘌呤、抗生素、他汀类降血脂药物、降糖药物、胺碘酮和质子泵抑制药等药物都可以不同程度地产生肝损害。霉酚酸酯的肝肾毒性都很低,问世后逐渐替代硫唑嘌呤,但是对于备孕期的男性和女性肾友,硫唑嘌呤用来替代具有生殖毒性的霉酚酸酯,仍然是常用的药物。环孢素虽可导致肝脏中央小叶脂肪变性,但并不对肝组织造成持久性的病变损伤,经减量或停药可以恢复。环孢素致肝功能损伤的临床表现为高胆红素血症、血清丙氨酸转氨酶升高、低白蛋白血症,有时伴有碱性磷酸酶升高。发生药物性肝损伤时,常表现为类似急性肝炎和(或)梗阻性黄疸的症状,并有不同程度的血清胆红素和胆固醇升高,严重者可有进行性黄疸、肝性脑病和亚急性重型肝炎。资料显示,环孢素致肝功能损伤多发生在术后 3 个月内,其损害程度和环孢素谷浓度有关,多发生于环孢素谷浓度长期大于 200ng/ml 时。而环孢素谷浓度低于 200ng/ml 时较少发生,即肝损害为剂量依赖性,减量或停用环孢素后,肝功能可在短期内恢复正常。因此,定期检测环孢素浓度,及时调整用药剂量显得尤为重要。

肾移植术后肝功能异常的其他原因如下。

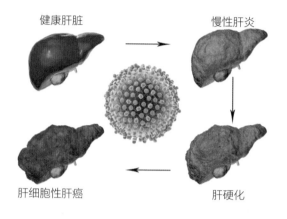

健康肝脏　　　　　　　　　慢性肝炎

肝细胞性肝癌　　　　　　　肝硬化

(1) 病原体感染：如乙型、丙型肝炎病毒感染；一些非嗜肝病毒如巨细胞病毒、EB 病毒、柯萨奇病毒及细菌、真菌、结核、寄生虫等感染亦可导致肝功能异常。

(2) 遗传性肝病：如 Gilbert 综合征（又称家族性高胆红素血症）等。

(3) 自身免疫性疾病所致肝功能异常：如自身免疫性肝炎、干燥综合征、成人 Still 综合征、风湿性关节炎、类风湿性关节炎、系统性红斑狼疮等。

(4) 消化道疾病：如急性胰腺炎、炎症性肠病、急性胆囊炎、胆石症、肝脓肿等。

(5) 其他原因所致肝功能异常：如纤维淤胆型肝炎、肝癌所致肝功能异常、弓形虫所致肝功能异常、移植物抗宿主反应（GVHD）所致肝功能异常等。

（袁小鹏）

60　如何预防和治疗移植术后肝功能异常？

肝功能异常的治疗原则如下：①积极针对病因治疗；②保肝治疗：选用1～2种保肝药物，如甘利欣、阿拓莫兰、美能、双环醇等；③如有必要可加用激素治疗；④并非所有肝功能异常均需治疗（如 Gilbert 综合征）。

在临床上通常根据肾移植术后肾功能恢复情况调整免疫抑制药的用量，采用三联或二联用药，定期检测肝肾功能和药物浓度，使其不良反应降到最低。一般单项 ALT 或胆红素轻度升高，口服护肝药物即可纠正。ALT 中度、重度升高，伴有血清胆红素升高时，调整环孢素用量同时给予保肝利胆药物，无效时改用他克莫司。

（袁小鹏）

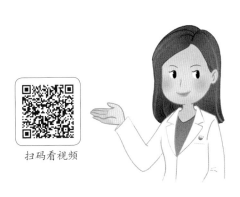

扫码看视频

视频 5-11　肾移植术后肝功能异常的原因和防治

61 肾移植术后间断出现腹泻症状的原因有哪些？

腹泻是肾移植后常见的并发症之一。除其他病因之外，肾友出院腹泻通常认为与免疫抑制药的不良反应直接相关，骁悉比米芙的腹泻发生率较高，他克莫司与环孢素相比，腹泻发生率也较高，但随意减少免疫抑制药会使急性排斥反应的发生率增加。

腹泻的治疗要首先明确病因。感染、食物中毒、食物过敏、洋地黄类药物、抗生素、饮食不当等均可引起腹泻，所以在考虑为药物不良反应之前首先要排除其他因素。对于感染引起的腹泻，首先要进行大便常规或者内镜检查来确定感染的原因。对于免疫抑制药以外其他药物引起的腹泻，停用或换用其

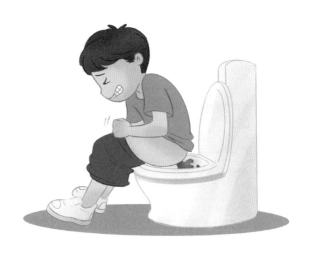

他药物治疗。如无法将特定的症状归属于特定的原因，需进行全面的检查。若由免疫抑制药本身不良反应所致，可选择调整药物剂量或切换其他药物，调整初期除了要积极治疗腹泻外，应密切监测肾功能变化。如果是长时间的慢性腹泻，消化道内镜检查也能助于了解发病原因。

此外，也可从饮食上预防腹泻发生，避免任何生食或半熟食物，应做到水果去皮、饮食和餐具保持清洁、避免摄入富含咖啡因、酒精或刺激性食物等，尽量避免肾移植术后的腹泻的发生。

（卢　奕）

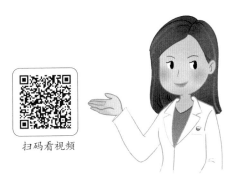

扫码看视频

视频5-12　肾移植术后间断出现腹泻症状的原因有哪些？

62 肾移植术后间断出现腹泻症状是否需要调整药物？

出现腹泻症状后应及时咨询自己的移植医生，仔细排查腹泻原因。首先，要分析有无不当饮食史。不当饮食主要是指食用生冷食物（如凉拌菜、冷饮、生鱼片等）、刺激性食物（如火锅、辛辣食物等）和不卫生的饮食（如路边饮食等）。其次，分析用药史，应注意免疫抑制药物方案、抗生素使用情况等。当出现以下情况时，应考虑免疫抑制药相关性腹泻：①排除感染性腹泻及肠道器质性病变；②采用对症治疗（黏膜保护药、抗腹泻药物等）2周无效；③排便频率超过3次/天，且腹泻超过2周。

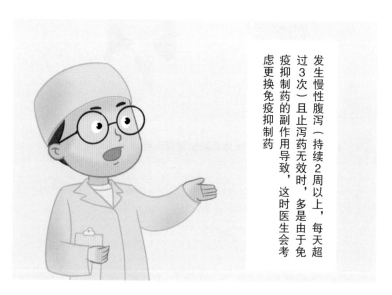

发生慢性腹泻（持续2周以上，每天超过3次）且止泻药无效时，多是由于免疫抑制药的副作用导致，这时医生会考虑更换免疫抑制药

当明确为免疫抑制药物相关性腹泻时，才考虑免疫抑制药减量或者更换。有研究显示，药物之间的相互作用可导致腹泻发病率的变化，如他克莫司与吗替麦考酚酯大剂量联合应用时，腹泻发病率会有所增高，但所有药物都有其药效和不良反应，移植医生会权衡利弊，选择科学化、合理化、个体化的用药方案。

（卢　奕）

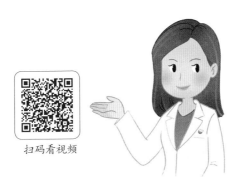

扫码看视频

视频 5-13　肾移植术后间断出现腹泻是否需要调整药物？

63 肾移植后如果检查出胃里有幽门螺杆菌应该怎么办？

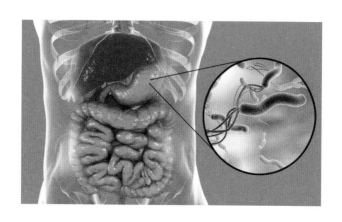

目前已有多项研究证实幽门螺杆菌感染与慢性胃炎、消化性溃疡及胃癌的发生有相关性，但是否需要根除幽门螺杆菌感染仍存在争议。主流观点认为，即使没有症状，也建议根除。另有观点认为，经过幽门螺杆菌的根除性治疗后，会增加反流性食管炎、炎症性肠病、哮喘、过敏等疾病的发生概率，加上长时间大剂量抗生素应用，会破坏肠道菌落平衡，以及产生耐药性、肝肾损伤等不良反应。一般都认为12岁以下儿童和75岁以上老人不需要根除性治疗。肾移植术后，肾友需服用霉酚酸酯、激素等免疫抑制药，较普通人群更容易出现消化道症状，若合并幽门螺杆菌感染，综合评估病情后可选择根除性治疗。

预防感染要注意生活习惯的改善，例如实行分餐，使用公筷，注意洗漱用具、餐具的消毒和隔离。如果必要，应考虑进行"四联药物治疗"，一般来说治愈率可达90%左右。

（卢　奕）

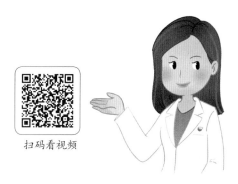

扫码看视频

视频5-14　肾移植后如果检查出胃里有幽门螺杆菌应该怎么办？

64 肾移植后如果检查出胃里有幽门螺杆菌，能不能进行四联药物治疗？

　　有些肾友因出现胃疼或反酸症状，经检查发现有幽门螺杆菌阳性，消化内科医生会建议行"标准四联药治疗"，那么这些药物会不会对移植肾有不良影响呢？

　　首先，由于术后大部分肾友需要服用包括激素在内的三联免疫抑制方案，术中及术后大剂量激素的使用会导致消化性溃疡的出现。其次，术后吸烟、生活压力过大、服用阿司匹林等也是溃疡的危险因素。

　　我们要明确消化性溃疡是导致胃疼、反酸的主要病因，如果溃疡伴有幽门螺杆菌，通常会采取"四联药"来治疗。所谓的"四联药"，包括 1 种抑酸药物，2 种抗生素，1 种胶体铋剂，如奥美拉唑、阿莫西林、克拉霉素、胶体铋剂，疗程一般为 10～14 天。具体方案如下。

　　(1) 抗生素选择： 阿莫西林联合克拉霉素或左氧氟沙星或呋喃唑酮；青霉素过敏者方案为克拉霉素联合左氧氟沙星或呋喃唑酮；四环素联合甲硝唑或呋喃唑酮；克拉霉素联合甲硝唑等。

　　(2) 质子泵抑制药的标准剂量： 埃索美拉唑 20mg/ 次、奥美拉唑 20mg/ 次或兰索拉唑 30mg/ 次，每天 2 次，饭前 30 分钟服用。

(3) 铋剂的标准剂量：枸橼酸铋钾 220mg/ 次，每天 2 次，饭前 30 分钟服用。服药期间应详细阅读药品说明书，关注药物不良反应，具体可咨询消化科医生，另外注意质子泵抑制药可能与免疫抑制药相互作用。根除治疗期间和治疗后 1 个月内要注意增加药物浓度监测频次。

最后，要强调一下针对幽门螺杆菌导致的消化道溃疡，以上药物治疗非常必要，不会对肾移植术后抗排斥治疗造成较大的影响。除药物治疗外，还要保持乐观的心态、规律的生活、劳逸结合的工作，避免过度紧张和焦虑情绪的发生，同时避免食用辛辣刺激食物。

（卢　奕）

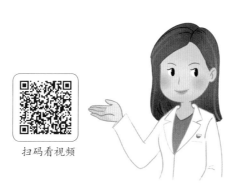

扫码看视频

视频 5-15　肾移植后如果检查出胃里有幽门螺杆菌，能不能进行四联药物治疗？

65 肾移植术后严重的便秘主要有哪些原因?

便秘是指排便频率减少, 7 天内排便次数少于 2～3 次, 粪便量少且干硬, 并常有排便困难的感觉。部分人习惯于隔数天排便 1 次而并无异常, 故不能以每天排便 1 次作为正常排便的标准, 偶尔发生便秘是正常现象, 大可不必惊慌, 应以各人的排便习惯来确定是否便秘。一般情况下, 便秘的成因主要包括器质性便秘、结肠肛门疾病、肠外疾病、药物性便秘及功能性便秘。其诱发因素包括平时生活或工作压力大, 饮水不足, 长期卧床, 活动较少, 尤其是年龄较大的女性和怀孕的女性, 发生严重便秘的风险增高。

7 天内排便次数少于 2～3 次

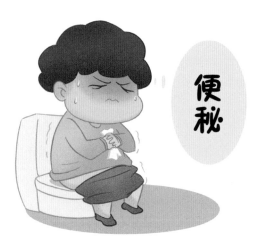

便秘

移植术后便秘的原因通常有包括以下几点：①摄入食物过少或水分不足；②肠道蠕动减弱；③肠蠕动受阻致肠内容物滞留而不能下排，如肠梗阻；④切口或痔疮疼痛导致无法用力排便；⑤镇痛药，如哌替啶（杜冷丁）、吗啡，可使大便干结；⑥钾离子平衡紊乱，低血钾和高血钾也是导致移植术后便秘常见的原因之一。

（卢　奕）

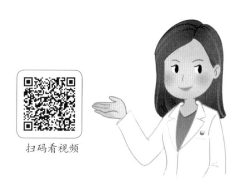

扫码看视频

视频 5-16　肾移植术后严重的便秘主要有哪些原因？

66 肾移植术后严重的便秘应该如何解决？

严重的便秘应及时到消化内科就诊，排除器质性病变、结肠肛门疾病及肠外因素，完善相关检查，专病专治，切忌盲目经验性用药。

除专科治疗外，还需要改善生活方式。多食用苹果、梨、草莓、香蕉、豌豆、萝卜、西兰花、土豆、甜玉米等高纤维食物。同时，可增加粗粮的摄取，如麦麸、燕麦、糙米、全麦食品等，推荐每天摄取 25～35g 膳食纤维。可以在几周内逐步增加膳食纤维摄入量，防止突然增加后出现腹胀和嗳气的发生。每天饮水 1500～2500ml，适量运动，保持愉悦的心情也

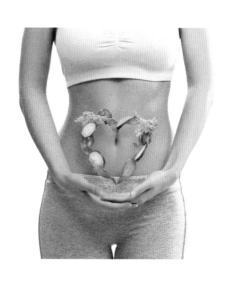

很重要。

用于治疗便秘的药物很多，如乳果糖和莫沙必利（肾功能正常时才可以服用），应在与移植医生告知确认后服用。

如果经过上述处理后便秘仍无明显缓解，或感觉腹胀加重及疼痛剧烈，请立即与医生联系。医生可能会要求进行一些检查来明确病因。一旦腹胀加重甚至出现呕吐，需要放置胃管行持续胃肠减压。若诊断明确为肠梗阻，应明确病因，根据胃肠外科医生的意见确诊并相应处理。

（卢　奕）

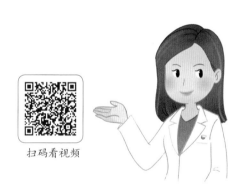

扫码看视频

视频 5-17　肾移植术后严重的便秘应该如何解决？

67 肾移植术后血肌酐异常，如何区分药物中毒还是排斥反应?

对于肾友来说，随访中最大的担心莫过于发现血肌酐升高了，而中毒和排斥是最常见的原因。我们来分别看看药物中毒和排斥反应引起肌酐异常的特点。

药物肾毒性损害主要是指 CsA 和 FK506 剂量过大或浓度过高对肾脏的直接毒性损害和长期应用引起的肾脏血管病变。一般无明显自觉症状，表现为急性或慢性肾损害，早期一般无尿量减少，以血肌酐、血尿酸缓慢增高为主要表现。到了肾脏损伤的中后期可出现尿量减少。实验室检查会出现肌酐缓慢持续升高，血药浓度相对高（也有在目标值范围者），尿常规中尿蛋白阴性、尿比重降低、血尿酸升高，可伴有肝功能损害表现，移植肾超声可能会发现肾脏异常改变。其中急性药物肾毒性损害可早期出现尿量减少，需要与急性排斥反应加以鉴别。

排斥反应是身体针对移植肾脏产生的细胞或体液免疫反应，分为超急性排斥反应、加速性排斥反应、急性排斥反应和慢性排斥反应。急性排斥反应容易与药物肾毒性的表现相混淆，两者主要表现的异同点可参考文中表格，但在这里提醒各位肾友，出现不适状况时，切不要自行对号入座，应该及时联系自己的主管医生，临床上也确实存在两者难以明确的情况。试验性调整免疫抑制药方案后仍无改善时，应考虑行移植肾穿刺病理活检、DSA 抗体及游离 DNA 检测等检查以助鉴别诊断，做出正确的治疗调整方案。

表 5-2　CNI 肾毒性与排斥反应的鉴别诊断

临床表现	CNI 肾毒性	AR
发热	无	可能有
排尿量	通常正常	减少
尿常规	通常正常	常伴有蛋白尿
移植肾触痛	无	有
移植肾大小	稳定	增大
血肌酐水平升高	慢	快
CsA 和 FK506 的血药浓度	偏高	正常或低
移植肾活检	可看到 CNI 中毒表现	细胞浸润，血管炎，肾小管炎

（卢　奕）

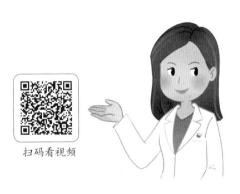

扫码看视频

视频 5-18　肾移植术后血肌酐异常，如何区分药物中毒还是排斥反应？

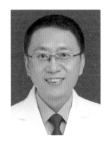

张　更　空军军医大学附属西京医院泌尿外科副主任医师，医学博士。中华医学会器官移植分会肾移植学组委员，陕西省医师协会器官移植医师分会副主任委员，中国医药生物技术协会移植技术分会委员兼副秘书长，《中华器官移植杂志》第九届特约编委。主持国家自然科学基金1项，陕西省科技攻关项目1项，发表SCI收录论文7篇，核心期刊论文20余篇。擅长肾移植手术及长期随访、肾移植术后输尿管梗阻外科治疗、泌尿外科疾病腔镜及微创手术。

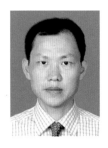

袁小鹏　博士，主任医生，中山大学附属第一医院东院器官移植科副主任。长期从事肾移植、血液净化和组织配型工作，擅长高致敏患者的肾移植术。发表论文100余篇，其中SCI论文20余篇。主编专著2部：《肾移植理论与实践》（2006年，中南大学出版社），《心脏死亡器官捐献供者肾移植学》（2014年，广东科技出版社）。目前担任中华医学会器官移植学分会器官获取与评估学组秘书长。

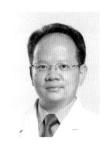

文吉秋 医学博士，中国人民解放军东部战区总医院，国家肾脏疾病临床医学研究中心主任助理，南京大学研究生导师，Mayo Clinic 肾移植/肾脏病访问学者。主攻肾移植术后排斥反应和肾病复发。发表 SCI 论文 40 余篇，主持和参与多项国家级课题，参编中英文著作 9 部。担任多个学会任职。获教育部科技二等奖、江苏省科技进步一等奖等奖励。2020年获中华医学会肾脏病学分会授予的"全国抗疫优秀肾脏科医生"奖励，荣立军队三等功一次。

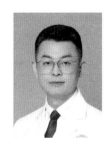

卢 奕 男，45 岁，副主任医生，曾任西部战区空军医院泌尿外科及肾移植科主任，现任四川三松医疗管理集团医疗技术管理中心秘书长，四川三松云医互联网医院医疗负责人。1999 年毕业于遵义医科大学临床医学系，获学士学位；2011 年毕业于四川大学华西医学院，获肾移植硕士学位。四川省医学会器官移植分会肾移植学组副组长，中国人民解放军器官移植学专业委员会青年委员，中国医疗保健国际交流促进会肾脏移植分会青年委员，四川省医生协会器官移植分会委员。

参考文献

[1] Herrler T, Tischer A, Meyer A, et al. The intrinsic renal compartment syndrome: new perspectives in kidney transplantation[J]. Transplantation, 2010, 89(1):40–46.

[2] Fernández-Fresnedo G, Gago-Fraile M, Gómez-Alamillo C, et al. Risk of cardiovascular disease associated with refractory hypertension in renal transplant recipients[J]. Transplant Proc, 2010, 42(8):2908–2909.

[3] Vincenti F, Schena F P, Paraskevas S, et al. A randomized, multicenter study of steroid avoidance, early steroid withdrawal or standard steroid therapy in kidney transplant recipients[J]. Am J Transplant, 2008, 8(2):307–316.

[4] 伍倩倩，文吉秋．移植受者原发性肾小球疾病复发诊治进展 [J]. 肾脏病与透析肾移植杂志，2020,29(06):577–582.

[5] 文吉秋，王金泉．免疫抑制药在肾移植中的应用 [J]. 肾脏病与透析肾移植杂志，2006(01):52–59.

[6] Li X, Chen J, Cheng D, et al. Proteinuria, Estimated Glomerular Filtration Rate and Urinary Retinol-Binding Protein as Clinical Predictors of Long-Term Allograft Outcomes in Transplant Glomerulopathy[J]. Kidney Blood Press Res, 2018, 43(6):1842–1851.

[7] Sun Q, Jiang S, Li X, et al. The prevalence of immunologic injury in renal allograft recipients with de novo proteinuria[J]. PLoS One, 2012, 7(5):e36654.

[8] 王亦斌，于立新，邓文锋，等．肾移植术后患者重度牙龈增生的治疗 [J]. 南方医科大学学报，2008, 28(2):297–298.

[9] 李宁．肾移植术后矿物质和骨异常．器官移植 [J]. 2019,10(5):559–569.

[10] 罗用文，钱叶勇，范宇，等．贝那普利治疗肾移植术后红细胞增多症的疗效观察 [J]. 器官移植，2015,6(5): 326–330.

[11] Zheng S, Coyne D W, Joist H, et al. Iron deficiency anemia and iron losses after renal transplantation [J]. Transpl Int, 2009, 22(4):434–440.

[12] Winkelmayer W C, Kewalramani R, Rutstein M, et al. Phar-macoepidemiology of anemia in kidney transplant recipients [J]. J Am Soc Ne phrol, 2004, 15(5):1347–1352.

[13] Kim H C, Park S B, Han SY, et al. Anemia following renal transplantatio [J]. Transplant Proc, 2013, 35(1):302–303.

[14] 宋建新，王海灏，李国军，等．肾移植术后肝功能异常的临床分析 [J]. 中华器官移植杂志，2004,25(3):160–162.

[15] Bunnapradist S, Neri L, Wong W, et al. Incidence and risk factors for diarrhea following kidney transplantation and association with graft loss and mortality[J]. Am J Kidney Dis, 2008, 51(3): 478–486.

[16] Scaldaferri F, Pizzoferrato M, Pecere S, et al. Bacterial flora as a cause or treatment of chronic diarrhea[J]. Gastroenterol Clin North Am, 2012, 41 (3) : 581–602.

[17] Rashid M U, Weintraub A, Nord C E. Effect of new antimicrobial agents on the ecological balance of human microflora[J]. Anaerobe,2012,18 (2): 249–253.

[18] Lee R A, Gabardi S. Current trends in immunosuppressive therapies for renal transplant recipients[J]. Am J Health Syst Pharm,2012,69 (22): 1961–1975.

[19] Coste J F, Vuiblet V, Moustapha B, et al. Microbiological diagnosis of severe diarrhea in kidney transplant recipients by use of multiplex PCR assays[J].J Clin Microbiol,2013,51(6): 1841–1849.

[20] Sun W,Guo H B,Xie Z L,et al. Association factors analysis of diarrhea in patients receiving kidney transplantation[J]. J Peking Univ: Health Sci,2013,45 (5) :779–781.

[21] 刘文忠，谢勇，成虹，等 . 第四次全国幽门螺杆菌感染处理共识报告 [J]. 中华内科杂志，2012(10):832–837.

[22] 刘文忠，谢勇，陆红，等 . 第五次全国幽门螺杆菌感染处理共识报告 [J]. 中华内科杂志，2017, 56(07):532–545.

[23] 刘文忠，谢勇，成虹，等 . 第四次全国幽门螺杆菌感染处理共识报告 [J]. 胃肠病学，2012,17(10):618–625.

[24] Drossman D A,Hasler W L.Rome IV–functional GI disorders:disorders of gut–brain interaction[J].Gastroenterology,2016,150(6):1257–1261.

[25] Camilleri M, Ford A C, Mawe G M, et al. Chronic constipation [J].Nat Rev Dis Primers,2017,3:17095.

[26] Mesrin F, Ciriza C, Minguez M, et al. Clinical practiceguideline:irritable bowel syndrome with constipation and functional constipation in the adult [J].Rev Esp Enferm Dig,2016,108(6):332–363.

[27] Paquette I M, Varma M, Ternant C A, et al. The Americansociety of colon and rectal surgeons' clinical practice guideline for the evaluation and management of constipation [J].Dis ColonRectum ,2016,59(6):479–492.

[28] 严春寅，王亮良 . 肾移植急性排斥反应的早期诊断 [J]. 临床外科杂志，2007, 15(2):85–86.

[29] 朱有华，石炳毅 . 肾脏移植手册 [M]. 北京 : 人民卫生出版社，2010:526.

第6章

肾移植术后"五高"的影响

　　心脑血管并发症是影响肾移植受者长期存活的主要原因之一。高血压、高血脂、高血糖、高尿酸血症、高同型半胱氨酸血症("五高")是导致心血管疾病的重要危险因素，重视肾移植后"五高"将有效提高移植受者长期生存率和生活质量。我们将肾友关于这"五高"的各个问题汇总后答复如下，以利于对肾移植术后"五高"进行共同管理。

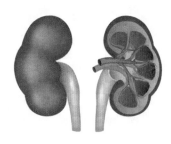

68 肾移植后血压的合理范围应该在多少？肾移植后高血压有哪些危害？

　　首先，我们要了解肾移植后血压的目标值。对于心血管疾病风险高于普通人群的移植受者，理想血压为 130/80mmHg 以下；对于 50 岁以下、身体状况良好者，可将血压控制在低于 125/75mmHg；对于老年人、合并症多的患者，血压可控制在低于 140/90mmHg。成人肾移植受者血压应 ≥ 110/70mmHg。

　　肾移植术后血压与心脑血管事件有直接的因果关系，如果不能将其控制在合理范围内，则发生心脑血管并发症的风险将显著升高，并可导致移植物功能丧失。长期血压升高，将显著影响移植肾功能，使移植肾存活时间明显缩短。因此，肾移植受者要重视血压的家庭自我监测，做好记录，及时请移植医生调整治疗方案，维持理想的血压。

表 6-1　肾移植术后血压的目标值上限（不高于）

理想血压	130/80mmHg
50 岁以下，身体状况良好	125/75mmHg
老年人，有合并症	140/90mmHg

（李　宁）

69

为什么肾移植前血压正常，移植后会增高？为什么做了肾移植后血压原本恢复正常了，逐渐又增高了？

这是因为肾移植后高血压受很多因素的影响，既有与普通人群相同的因素，又有与移植相关的因素。例如遗传、肥胖及合并高血糖、高血脂、高尿酸血症等代谢性疾病，移植前受原发病的影响已存在高血压；移植后服用免疫抑制药（他克莫司、环孢素、西罗莫司、糖皮质激素等），移植肾排斥反应、肾脏疾病复发、移植肾功能不良等都会引起血压增高。此外，阻塞性呼吸睡眠暂停和移植肾或原肾动脉狭窄也是引起高血压的常见原因。出现肾移植前血压正常而移植后增高，或肾移植后血压恢复正常后又逐渐增高的现象，很有可能与移植有关。需要排除急性排斥反应和移植肾动脉狭窄，还要考虑免疫抑制药的不良反应。这些都需要找医生及时诊断处理。

（李　宁）

70 移植后高血压该如何治疗?

移植医生会根据肾移植受者的具体病情进行危险因素分层制订合理的降压方案,主要方案包括以下几种。

(1) 非药物治疗(改变生活方式):包括减少钠盐摄入(< 6g/d),肾功能正常者可适当补充钾盐;中等量体育运动,每周 3~5 次,每次 30 分钟;营养均衡,控制体重指数(体重 / 身高的平方)< 24kg/m²,男性腰围< 90cm,女性腰围< 85cm;彻底戒烟,避免被动吸烟,建议戒酒。

(2) 药物治疗:包括钙通道阻滞药(地平类、地尔硫草)、肾素 – 血管紧张素 – 醛固酮系统阻滞药——ACEI 类药物(普利类)和 ARB 类药物(沙坦类)、利尿药(噻米类、螺内酯等)、β 受体拮抗药(洛尔类)、α 受体拮抗药(唑嗪类)等。以上降压药物须在移植医生指导下使用,当出现血压总低于下限或者总高于上限,心率总低于 55 次 / 分或总高于 80 次 / 分时应与医生沟通,及时调整降压方案。地尔硫草在移植后多用来提高某些免疫抑制药血药浓度,切不可随意自行调整或停用。此外,大家要了解这些降压药常见的不良反应,以便出现问题后理性对待,例如钙通道阻滞药可引起头痛、踝部水肿、牙龈增生等;长期使用“速尿片”等排钾利尿药可导致低钾血症,而保钾利尿药如螺内酯可导致高钾血症;β 受体拮抗药可引起心率减慢；ACEI 和 ARB 类药物有减少蛋白尿的效果，但可导致血肌酐升高、血钾升高、肾小球滤过率降低、贫血，血管神经水肿等；ACEI 有咳嗽的不良反应。这里还需要强调一点，移植后高血压需平稳降压，不可采取根据每次服药前测量的血压来调药，例如血压高就服用降压药，在正常范围则不服用降压药的错误方法，这样会使一天内血压波动幅度过大，导致血管硬化等不良后果。

部分肾友是由于移植肾动脉狭窄导致的高血压，这种情况可能会行介入或者开放手术治疗。如高血压与原肾有关，且为难治性高血压，也可能会行原肾切除手术。以上治疗都需要在专科医生的指导下进行。

（李　宁）

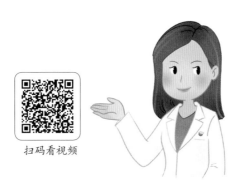

扫码看视频

视频 6-1　肾移植术后高血压的介绍

71 血脂是什么？高脂血症有几种类型？

血脂是血浆中的中性脂肪（甘油三酯）和类脂（磷脂、糖脂、固醇、类固醇）的总称，是生命基础代谢的必需物质，主要成分是甘油三酯和胆固醇。理想的血脂水平为总胆固醇 < 5.18mmol/L（200mg/dl），低密度脂蛋白胆固醇 < 3.37mmol/L（130mg/dl），甘油三酯 < 1.70mmol/L（150mg/dl），高密度脂蛋白胆固醇 ≥ 1.04mmol/L（40mg/dl）。

如果血浆中血脂水平超过正常范围就是高脂血症，高脂血症有四种类型：高胆固醇血症、高甘油三酯血症、混合型高脂血症、低高密度脂蛋白胆固醇血症。

表 6-2　高脂血症的四种类型

	高胆固醇血症	高甘油三酯血症	混合型高脂血症	低高密度脂蛋白血症
总胆固醇	升高 > 5.72mmol/L	正常	升高 > 5.72mmol/L	—
甘油三酯	正常	升高 > 1.70mmol/L	升高 > 1.70mmol/L	—
高密度脂蛋白	—	—	—	降低 < 0.9 mmol/L

—. 不适用

（李　宁）

72 为什么肾移植后会出现高脂血症？肾移植后高脂血症有什么危害？

肾移植后机体血脂代谢受多种因素的影响，既有与普通人群共有的因素，又有与移植相关的因素。包括高血压（血压≥ 140/90mmHg 或接受降压药物治疗）、糖尿病、肥胖（体重指数≥ 28kg/m²）、吸烟、年龄（男性≥ 45 岁，女性≥ 55 岁）、性别、激素治疗、饮食习惯、遗传因素、冠心病家族史、皮肤黄色瘤和家族性高脂血症；肾移植受者移植前可能已经存在血脂代谢异常、移植后服用免疫抑制药（糖皮质激素、环孢素、他克莫司、西罗莫司和依维莫司等）均可导致高脂血症。

高脂血症可能导致动脉粥样硬化、冠心病、胰腺炎等。肾移植后高脂血症是很常见的并发症，是导致移植受者心脑血管疾病的主要原因之一，尤其是低密度脂蛋白胆固醇升高对机体危害最为严重。此外，高脂血症还可影响移植物功能，因此，肾友们应重视血脂的定期监测和防控。

（李　宁）

73 肾移植后高脂血症能预防吗？哪些非药物治疗方式能预防高脂血症的发生？

肾友们要定期监测血脂水平。对没有高脂血症的肾友应注意科学饮食、适量运动、戒烟、限酒、控制理想的体重指数（18～23.8kg/m²）以预防高脂血症。

对血脂轻度升高的肾友，可采用非药物治疗（生活方式的调整）控制血脂。主要包括改变饮食习惯，减少饱和脂肪酸（牛油、奶油、猪油、牛、羊、猪肉等食物中含量较高）和胆固醇（动物内脏、肥肉、猪皮、鸡蛋黄、鱼卵、蟹黄、咸鸭蛋、松花鸭蛋、虾皮等）的摄入，选择能够减少低密度胆固醇的食物（如大豆油、玉米油、菜籽油中富含的植物甾醇，每天2g；苹果、牛油果、胡萝卜、魔芋、燕麦麸、大麦，豆类等食

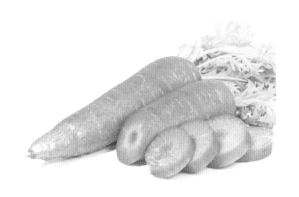

物中富含的可溶性纤维，每天 10～25g），超重或肥胖者减轻体重 5%～10%，适当增加体力锻炼，戒烟。在移植医生的指导下，根据具体病情调整免疫抑制药方案。即使已经开始降脂药物治疗的肾友，通过改变生活方式也是有助于提高药物的治疗效果。

表 6-3　非药物治疗控制血脂的方式

减少摄入降低饱和脂肪酸	牛油、奶油、猪油、牛、羊、猪肉等食物
减少摄入降低胆固醇	动物内脏、肥肉、猪皮、鸡蛋黄、鱼卵、蟹黄、咸鸭蛋、松花鸭蛋、虾皮等
增加摄入减少低密度胆固醇	大豆油、玉米油、菜籽油中富含的植物甾醇，每天 2g；苹果、牛油果、胡萝卜、魔芋、燕麦麸、大麦，豆类等食物中富含的可溶性纤维，每天 10～25g
建议	超重或肥胖者减轻体重 5%～10%，适当增加体力锻炼，戒烟

（李　宁）

74 肾移植后高脂血症该如何治疗?

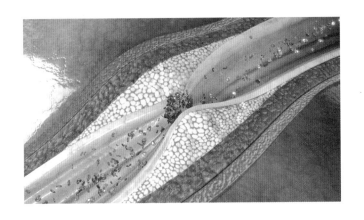

　　移植医生往往会根据肾移植受者心血管疾病的危险程度进行分级管理，有些肾友轻度血脂异常，不需要服用降脂药物，严重者需长期服用降脂药物。

　　临床常用的降脂药物分为五类，即他汀类（某某他汀）、贝特类（某某贝特）、烟酸类、树脂类和胆固醇吸收抑制药（依折麦布）。他汀类作为首选药物，早期使用他汀类药物有助于降低移植后高脂血症，减少心脑血管疾病风险。需要注意的是，一些他汀类药物可以影响某些免疫抑制药血药浓度，因此肾友们应在移植医生指导下用药。当移植受者不能使用他汀类药物且血脂水平显著升高或为心脑血管疾病高危患者他汀类药物治疗效果不佳时，应在移植医生指导下换用或联合使用其他类别的降脂药物。需要注意的是，贝特类与他汀类合用时可能出现横纹肌溶解或肌病的并发症，且在使用环孢素、他克莫司的肾友中可出现肾毒性；在移植受者中尽量避免使用胆汁酸螯合剂（考来烯胺、考来替泊）。需长期降脂治疗时，医生往往会采用达到目标血脂水平的最小剂量降脂药物长期维持，以减少药物不良反应。

（李　宁）

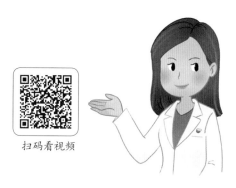

扫码看视频

视频6-2　肾移植术后高脂血症的介绍

75 什么是移植后糖尿病？

移植后糖尿病（post-transplantation diabetes mellitus，PTDM）指器官移植术后发现的糖尿病，是器官移植后常见的并发症。2003年，国际指南首次提出移植后新发糖尿病（new onset diabetes after transplantation，NODAT）的概念，指器官移植前无糖尿病，术后出现糖代谢紊乱、空腹血糖受损、糖耐量减低甚至发生糖尿病。2014年该指南修改取消NODAT，启用PTDM的定义，旨在排除移植后早期一过性高血糖状态。PTDM是一类与免疫抑制药相关的糖尿病，患者自身的糖尿病危险因素对于PTDM的发生至关重要。诊断PTDM需要在患者病情稳定，免疫抑制药稳定，移植物功能稳定且不存在感染时进行，因此诊断移植后糖尿病往往在移植3个月后进行评估。

表6-4 移植后糖尿病的诊断标准（2014版指南）

1. 空腹血糖≥126mg/dl（7mmol/L）
2. 75g OGTT试验：2小时血糖≥200mg/dl（11.1mmol/L）
3. 有临床症状者随机血糖≥200mg/dl（11.1mmol/L）
4. HbA1c＞6.5%

注意：①一次空腹血糖异常需复测或用其他方法进行诊断；②在移植术后1年内不适用HbA1c做诊断；③满足一项即可诊断PTDM

当至少 1 次空腹血糖 $\geqslant$ 7mmoL/L，或随机血糖 $\geqslant$ 11.1mmol/L，或口服葡萄糖耐量试验中 2h 血糖 $\geqslant$ 11.1mmol/L，或 HbA1c $\geqslant$ 6.5%，就可以诊断为移植后糖尿病。

（李　宁）

76 为什么会出现移植后糖尿病? 移植后糖尿病的危害有哪些?

移植后糖尿病的影响因素有很多,包括移植相关和非移植相关两大类。非移植相关的危险因素包括男性,年龄,种族,肥胖,基因易感性或糖尿病家族史,代谢综合征,移植前已存在糖代谢异常,炎性标志物升高,成人多囊肾,以及间质性肾炎等;移植相关性因素包括使用免疫抑制药(糖皮质激素、环孢素、他克莫司、西罗莫司、依维莫司等)、病毒感染、移植后体质量增加等。

表6–5 移植后糖尿病的危险因素(mg/100g)

已经存在的糖尿病危险因素	年龄(> 40 岁)、肥胖(BMI > 25kg/m^2)、2 型糖尿病家族史、种族(非洲裔和西班牙裔)、糖尿病前期和代谢综合征
遗传因素	糖尿病易感基因、多囊肾基因、囊性纤维化基因
免疫抑制药	糖皮质激素、钙调磷酸酶抑制药和雷帕霉素钯蛋白抑制药
炎症和应激	丙型肝炎病毒、巨细胞病毒感染、排异反应、死者供体等
其他	低镁血症等

移植后糖尿病可显著增加器官移植受者心血管疾病风险,并可能导致移植物功能丧失。因此,肾友们应普遍开展血糖自我监测,稳定期多采用糖化血红蛋白进行筛查,确诊需要葡萄糖耐量试验,确诊后应做好血糖自我管理。

(李 宁)

77 如何预防移植后糖尿病的发生？移植后糖尿病该如何治疗？

PTDM 重在预防，预防措施贯穿移植前后：移植前进行糖代谢筛查和及早干预，对于高危患者应立即开始生活方式干预，超重患者至少减重 7%；对于丙肝病毒感染患者应积极进行抗病毒治疗，有助于降低移植后糖尿病的发生率；合并高血压和高脂血症者应采取相应的控制措施；根据个体风险进行前瞻性的个体化免疫抑制药用药方案设计。移植术后早期出现血糖增高时使用胰岛素保护胰岛 β 细胞功能，有助于降低移植后糖尿病的发病率；移植后生活方式改变措施（合理饮食、适量运动、减重、戒烟等）应长期坚持。

过去 PTDM 的治疗采取"改变生活方式→口服降糖药→胰岛素治疗"的阶梯化的治疗策略，近年来随着医学对糖尿病认识的不断深入，该策略已发生变化。目前观念为在密切监测的基础上，使用中长效基础胰岛素＋短效胰岛素应对术后早期高血糖，稳定后逐步转变成胰岛素、口服降糖药、生活方式改变的综合性治疗策略，也就是要积极保护机体胰岛素的分泌功能。具体治疗措施如下。

(1) 胰岛素：移植后糖尿病确诊后需听从医生指导选用胰岛素标准治疗——基础胰岛素、基础＋餐前或餐时胰岛素或混合方案。

(2) 口服降糖药：多种类型的口服降糖药可用于移植后糖尿病的治疗，目前还没有证实哪种非胰岛素药物对移植后糖尿病最安全或最有效，药物的选择通常是医生根据药物的不良反应和可能与受者的免疫抑制方案的相互作用做出的，包括双胍类（二甲双胍）、格列奈类（列奈类）、噻唑烷二酮类（列酮类）、α糖苷酶抑制药（波糖类等）、磺脲类（格列类）、DDP-4 抑制药（列汀类）、GLP-1 受体激动药（利拉鲁肽等）、SGLT2 抑制药（列净类）。各种降糖药物使用中注意事项包括：磺脲类和噻唑烷二酮类需定期监测肝功能；噻唑烷二酮类主要不良反应为水钠潴留、心力衰竭和骨含量减少；α葡萄糖苷酶抑制药主要不良反应为腹泻和腹胀；肾小球滤过率＞ 45ml/min 时方可安全使用二甲双胍；服用 SGLT2 抑制药时应适当多饮水。

(3) 免疫抑制方案调整：调整免疫抑制方案在移植后糖尿病的防治策略中占据重要地位，但这一策略的实施必须在确保移植器官安全、不增加排斥反应的前提下进行，因为移植排斥反应的后果大于移植后糖尿病。

(4) 控制合并症：血脂异常和高血压是移植后糖尿病的主要合并症，与心血管疾病风险相关的病死率和并发症密切相关，临床上应根据肾友的病情，制订个体化的调脂、降压目标。

（李　宁）

78 移植后糖尿病治疗的目标是什么?

如发生移植后糖尿病,肾友们应该常规接受空腹血糖、餐后血糖和糖化血红蛋白复查,可将 HbA1c 6.0%~7.5% 作为治疗目标,每 3 个月复查 1 次,为避免低血糖反应,HbA1c 治疗目标不宜≤ 6.0%。接受非药物治疗、口服降糖或胰岛素治疗者应进行自我血糖监测,理想的空腹血糖为 5.0~7.2mmol/L,餐后高峰血糖< 10mmol/L,而睡前血糖为 6.1~8.3mmol/L。移植后糖尿病的肾友应定期检测血脂水平,每年接受视网膜病变、糖尿病肾病和微量白蛋白尿等糖尿病并发症筛查。

(李　宁)

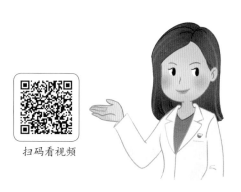

扫码看视频

视频 6-3　移植后糖尿病的介绍

79

什么是高尿酸血症？容易诱发肾移植术后高尿酸血症的原因有哪些？肾移植术后高尿酸血症有哪些危害？

尿酸生成过多或排泄减少导致血尿酸浓度增高，在正常嘌呤饮食状态下，非同日 2 次空腹血尿酸男性和绝经后女性＞420μmol/L，非绝经女性＞360μmol/L 称为高尿酸血症。

肾移植术后高尿酸血症的高危因素包括肾小球滤过率低下，移植前已经存在高尿酸血症，药物影响（环孢素、他克莫司、咪唑立宾、利尿药、阿司匹林等），男性，糖尿病，高钙血症，肥胖等。

高尿酸血症是肾移植术后常见的并发症，血尿酸升高可沉积于不同组织造成危害：沉积于关节引起痛风性关节炎，沉积于肾脏造成痛风性肾病、尿酸结石，刺激血管壁诱发动脉粥样硬化增加心血管疾病的发病风险，损伤胰腺 B 细胞诱发或加重糖尿病。肾移植术后高尿酸血症不仅影响移植肾功能，而且影响受者的长期存活。

（李 宁）

如何治疗肾移植后高尿酸血症？

肾移植后高尿酸血症的治疗是没有疗程的，由于移植受者需终身服用免疫抑制药，移植肾器官功能有限，饮食控制降低血尿酸作用也是有限的。因此，肾友如果在严格饮食控制情况下仍然一停用降尿酸药物就出现血尿酸水平超标，则需要长期小剂量维持降尿酸药物。具体治疗措施如下。

(1) 降尿酸药物：包括抑制尿酸生成的药物（别嘌醇、非布司他、托匹司他）和促进尿酸排泄的药物（碳酸氢钠、枸橼酸氢钾钠、苯溴马隆和氯沙坦等）。需要注意的是，别嘌醇可出现过敏症状（剥脱性皮炎），出现后应立即停药；重度移植肾功能不全者禁用；可提高环孢素血药浓度；禁止与硫唑嘌呤联合使用，以免导致严重的骨髓抑制等不良后果。非布司他在严重肝功能损害者慎用；禁止与硫唑嘌呤联合使用，以免导致严重的骨髓抑制等不良后果；个别患者服用非布司他可发生过敏反应；心功能不良者避免大量服用非布司他。苯溴马隆在使用时要注意多饮水（每天 2000ml 以上）和碱化尿液，肾结石和急性尿酸性肾病禁用；对华法林具有增强作用，联合使用时应注意定期监测凝血指标。氯沙坦降尿酸效果较弱，往往用于移植后高尿酸血症合并高血压的移植受者。非诺贝特常用于高尿酸血症合并高甘油三酯血症的患者，该药与环孢素、他克莫司合用会造成肾功能损害。

(2) 生活方式调整：避免高嘌呤饮食，严格戒饮各种酒类，尤其是啤酒和黄酒；肥胖者采用低热量、平衡膳食，增加运动量，以达到理想体重；保证充分饮水，以保持每天尿量2000ml 以上。

表6-6 食物嘌呤含量一览表（mg / 100g）

主食类							
牛奶	1.4	皮蛋	2.0	红薯	2.4	鸡蛋黄	2.6
荸荠	2.6	鸭蛋黄	3.2	土豆	3.6	鸭蛋白	3.4
鸡蛋白	3.7	木薯粉	6.0	皮蛋黄	6.6	小米	7.3
冬粉	7.8	玉米	9.4	高粱	9.7	芋头	10.1
米粉	11.1	小麦	12.1	淀粉	14.8	脱脂奶	15.7
通心粉	16.5	面粉	17.1	糯米	17.7	大米	18.1
面条	19.8	糙米	22.4	麦片	24.4	薏米	25.0
燕麦	25.0	大豆	27.0	豆浆	27.7	红豆	53.2
米糠	54.0	豆腐	55.5	熏豆干	63.6	豆腐干	66.5
绿豆	75.1	黄豆	116.5	黑豆	137.4		
动物肉类							
猪血	11.8	猪皮	29.8	火腿	55.0	猪心	65.3
猪脑	66.3	牛肚	79.0	鸽子肉	80.0	牛肉	83.7
兔肉	107.6	羊肉	111.5	鸭肠	121.0	瘦猪肉	122.5
鸡心	125.0	猪肚	132.4	猪腰子	132.6	猪肉	132.6
鸡胸肉	137.4	鸭肫	137.4	鹿肉	138.0	鸡肫	138.4

鸭肉	165.0	猪肝	169.5	牛肝	169.5	马肉	200.0
猪大肠	262.2	猪小肠	262.2	猪脾	270.6	鸡肝	293.5
鸭肝	301.5	熏羊脾	773.0	牛颈肉	1260.0		

水产类

海参	4.2	海蜇皮	9.3	鳜鱼	24.0	金枪鱼	60.0
鱼丸	63.2	鲑鱼	70.0	鲈鱼	70.0	鲨鱼皮	73.2
螃蟹	81.6	乌贼	89.8	鳝鱼	92.8	鳕鱼	109.0
旗鱼	109.8	鱼翅	110.6	鲍鱼	112.4	鳗鱼	113.1
蚬子	114.0	大比目鱼	125.0	刀鱼	134.9	鲫鱼	137.1
鲤鱼	137.1	虾	137.7	草鱼	140.0	黑鲳鱼	140.3
红鲋	140.3	黑鳝	140.6	吞拿鱼	142.0	鱼子酱	144.0
海鳗	159.5	草虾	162.0	鲨鱼	166.8	虱目鱼	180.0
乌鱼	183.2	鲭鱼	194.0	吴郭鱼	199.4	四破鱼	217.5
鱿鱼	226.2	鲳鱼	238.0	白鲳鱼	238.1	牡蛎	239.0
生蚝	239.0	鲴鱼泥	247.3	三文鱼	250.0	吻仔鱼	284.2
蛙鱼	297.0	蛤蜊	316.0	沙丁鱼	345.0	秋刀鱼	355.4
皮刀鱼	355.4	凤尾鱼	363.0	鳊鱼干	366.7	青鱼	378.0
鲱鱼	378.0	干贝	390.0	白带鱼	391.6	带鱼	391.6
蚌蛤	436.3	熏鲱鱼	840.0	小鱼干	1538.9	白带鱼皮	3509.0

（李　宁）

81 肾移植后高尿酸血症控制的目标是什么?

对于肾移植受者来说,当血尿酸男性＞ 420μmol/L,女性＞ 360μmol/L 时即应开始治疗。控制目标:对于高尿酸血症合并心血管危险因素和心血管疾病者,应同时进行生活指导及药物降尿酸治疗,使血尿酸长期控制在＜ 360μmol/L;对于有痛风发作的患者,则需将血尿酸长期控制在 300μmol/L 以下,以防止反复发作;由于血尿酸具有一定的生理作用,因此应用药物治疗不应长期使血尿酸低于 180μmol/L。

（李　宁）

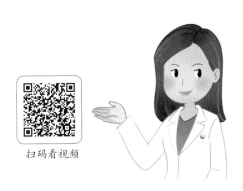

扫码看视频

视频 6-4　肾移植术后高尿酸血症的介绍

82 肾移植受者痛风发作后的注意事项有哪些?

痛风是由持续性高尿酸血症导致关节析出尿酸盐结晶而引发的一种疾病,沉积的结晶导致关节内和关节周围出现疼痛性炎症发作。痛风发作时,肾友应尽量保持休息状态,禁止饮酒,冷却患部。可在医生指导下服用降尿酸药物,注意慎用秋水仙碱(2012 年美国风湿病协会指南指出,急性痛风发作 36 小时内服用秋水仙碱,前驱期应用可阻止痛风发作;肾功能不全时,秋水仙碱仍为一线药物,但要减量,因肾功能不全会显著减少其清除率,增加药物毒性;同时使用环孢素或他克莫司的移植受者可使秋水仙碱浓度上升,增加后者的肌肉神经障碍或全血细胞减少症等不良反应)、非甾体抗炎药(有一定的肾毒性)、促肾上腺皮质激素等药物进行治疗。痛风发作时应避免服用阿司匹林,痛风关节炎症状减轻后应尽快停止使用非甾体抗炎药。

(李 宁)

83 什么是高同型半胱氨酸血症？肾移植后高同型半胱氨酸血症的危害有哪些？

同型半胱氨酸是来源于食物中的蛋氨酸（必需氨基酸）循环的代谢中间产物，受遗传因素（酶的缺乏和基因多态性等）、生活方式（爆炒烹炸）、B族维生素缺乏、年龄（随年龄增长升高）、性别（男性）、糖尿病、甲状腺疾病、肾功能等多种因素影响，同型半胱氨酸代谢受阻时就会在细胞内蓄积，进入血液循环，引起高同型半胱氨酸血症。

目前医学研究已经证实，高同型半胱氨酸血症与50多种疾病相关，特别是冠状动脉粥样硬化、老年性痴呆、脑卒中、静脉栓塞等心脑血管疾病，还可导致新生儿缺陷和习惯性流产。高同型半胱氨酸血症是动脉粥样硬化的独立危险因素，是心脑血管疾病的独立危险因子，因此，对于移植受者这一高危人群来说，应定期检测血同型半胱氨酸水平，积极控制，避免心脑血管等不良事件的发生。

（李　宁）

84 如何防治肾移植后高同型半胱氨酸血症？治疗目标是什么？

　　防治措施治疗很简单，只需适量、联合补充 B 族维生素即可。临床多采用复合 B 族维生素补充，以避免单一 B 族维生素补充影响其他 B 族维生素的生理作用，部分患者需在医生指导下补充活性叶酸制剂（维生素 B_9）。

　　世界卫生组织指出，血浆同型半胱氨酸大于 6.3μmol/L，进入心血管事件高危区；血浆同型半胱氨酸达到 10μmol/L，心脑血管事件发生率达到正常 2 倍。人体内同型半胱氨酸值的安全范围是＜ 6.3μmol/L，由于同型半胱氨酸没有生理作用，因此越低越好。

（李　宁）

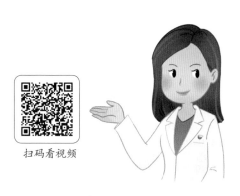

扫码看视频

视频 6-5　肾移植术后高同型半胱氨酸血症的介绍

专家介绍

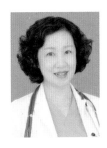

李 宁 主任医生，任山西省第二人民医院肾移植中心三区主任，中华医学会器官移植分会围术期管理学组副组长，肾移植学组委员，器官捐献和评估学组委员，中国研究型医院学会移植专业委员会委员，移植后糖尿病与代谢学组副组长，中国医疗保健国际交流促进会肾脏移植分会委员，山西省医学会器官移植专业委员会常委，《器官移植》《实用器官移植电子杂志》编委，入选"山西省医学人才培养工程高端领军人才"，擅长肾移植管理。

参考文献

[1] 中华医学会器官移植学分会.中国实体器官移植术后高血压诊疗规范（2019 版）[J].器官移植，2019, 010(002):112–121.

[2] Chatzikyrkou C, Menne J, Gwinner W, et al. Pathogenesis and management of hypertension after kidney transplantation [J]. Journal of hypertension, 2011, 29(12): 2283–2294.

[3] Weir M R, Burgess E D, Cooper J E, et al. Assessment and management of hypertension in transplant patients [J]. Journal of the American Society of Nephrology : JASN, 2015, 26(6): 1248–1260.

[4] Lakkis J I, Weir M R. Treatment–resistant hypertension in the transplant recipient [J]. Seminars in nephrology, 2014, 34(5): 560–570.

[5] 中国高血压防治指南修订委员会.中国高血压防治指南 [J].中华心血管杂志，2011,39(7):579–616.

[6] 中国高血压基层管理指南修订委员会.中国高血压基层管理指南 [J].中华健康管理学杂志，2015,9(1):10–30.

[7] Vanrenterghem Y, Bresnahan B, Campistol J, et al. Belatacept-based regimens are associated with improved cardiovascular and metabolic risk factors compared with cyclosporine in kidney transplant recipients (BENEFIT and BENEFIT-EXT studies) [J]. Transplantation, 2011, 91(9): 976-983.

[8] Lentine K L, Costa S P, Weir M R, et al. Cardiac disease evaluation and management among kidney and liver transplantation candidates: a scientific statement from the American Heart Association and the American College of Cardiology Foundation: endorsed by the American Society of Transplant Surgeons, American Society of Transplantation, and National Kidney Foundation [J]. Circulation, 2012, 126(5): 617-663.

[9] 中国成人血脂异常防治指南制订联合委员会. 中国成人血脂异常防治指南 [J]. 中华心血管病杂志，2007, 35(5): 30.

[10] Alberico L, Catapano, Ian, et al.2016 ESC/EAS Guidelines for the Management of Dyslipidaemias The Task Force for the Management of Dyslipidaemias of the European Society of Cardiology (ESC) and European Atherosclerosis Society (EAS) Developed with the special contribution of the European Association for Cardiovascular Prevention & Rehabilitation (EACPR) [J]. Atherosclerosis,2016(253) :281-344.

[11] 中华医学会器官移植学分会. 器官移植受者血脂代谢异常诊疗技术规范（2019 版）.

[12] Stone N J, Robinson J G, Lichtenstein A H, et al. 2013 ACC/AHA guideline on the treatment of blood cholesterol to reduce atherosclerotic cardiovascular risk in adults: a report of the American College of Cardiology/American Heart Association Task Force on Practice Guidelines [J]. Circulation, 2014, 129(25 Suppl 2): S1-45.

[13] 中华医学会器官移植学分会. 移植后糖尿病诊疗技术规范（2019 版）.

[14] Sharif A, Heeking M, de Vries A P, et al. Proceedings from an international consensus meeting on posttransplantation diabetes mellitus:recommendations and future directions [J].Am J Transplant,2014,14(9):1992-2000.

[15] Tuft N, Ahmad S, Rolfe C, et al. New-onset diabetes after renal transplantation[J]. Diabet Med,2014, 31 (11):1284-1292.

[16] Opelz G, Döhler B. Cardiovascular death in kidney recipients treated with renin-angiotensin system blockers[J]. Transplantation,2014, 97(3): 310-315.

[17] Vijay S , Brian B , Jennifer L . Post-Transplant Diabetes Mellitus: Causes, Treatment, and Impact on Outcomes[J]. Endocrine Reviews, 2016,37(1):37-61.

[18] Sharif A, Hecking M, de Vries A P, et al. Proceedings from an international consensus meeting on posttransplantation diabetes mellitus: recommendations and future directions[J]. Am J Transplant,2014, 14 (9) : 1992-2000.

[19] Kidney Disease: Improving Global Outcomes (KDIGO) Transplant Work Group. KDIGO clinical practice guideline for the care of kidney transplant recipients[J]. Am J Transplant,2009,9(Suppl 3): S1-S155.

[20] 石炳毅，贾晓伟，李宁 . 中国移植后糖尿病诊疗技术规范（2019 版）[J]. 器
     官移植，2019,10(1):1–9.

[21] 中华医学会器官移植学分会 . 肾移植术后高尿酸血症诊疗技术规范（2019 版）
     [J]. 实用器官移植电子杂志，2019,7(3):165–169.

[22] Numakura K, Satoh S, Tsuchiya N, et al. Hyperuricemia at 1 year after renal
     transplantation, its prevalence, associated factors, and graft survival[J]. Transplant
     ation,2012,94:145–151.

[23] 丁小强，冯哲，倪兆慧，等 . 中国肾脏疾病高尿酸血症诊治的实践指南
     （2017 版）[J]. 中华医学杂志，2017,97(25):1927–1936.

[24] Becker M A, Schumacher H R Jr, Wortmann R L, et al. Febuxostat Compared
     with Allopurinol in Patients with Hyperuricemia and Gout[J].N Engl J Med,2005,
     353:2450–2461.

[25] 高尿酸血症和痛风治疗的中国专家共识 [J]. 中华内分泌代谢杂志，2013,
     29(11):913–920.

[26] 高尿酸血症相关疾病诊疗多学科共识专家组 . 中国高尿酸血症相关疾病诊疗
     多学科专家共识 [J]. 中华内科杂志，2017,56(3):235–248.

[27] Fekih –Mrissa N，Mrad M，Klai S，et al. Methylenetetrahydrofolate reductase
     （C677T and A1298C）polymorphisms，hyperhomocys teinemia，and ischemic
     stroke in tunisian patients [J] . J Stroke Cerebrovasc Dis , 2013 , 22 (4): 465–469.

[28] 李贾勇，彭霞，李莉，等 . 肾移植术后患者的血清同型半胱氨酸和血脂水平
     和肾功能的关系 [J]. 中华检验医学杂志，2016,39(9):690–694.

[29] Maron B A, Loscalzo J . The Treatment of Hyperhomocysteinemia[J]. Annual
     Review of Medicine, 2009, 60(1):39–54.

第7章
生活起居

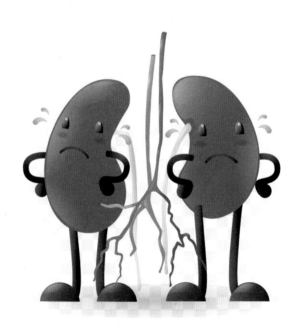

85 移植术后每到一个整年就需要做一次全身检查吗?

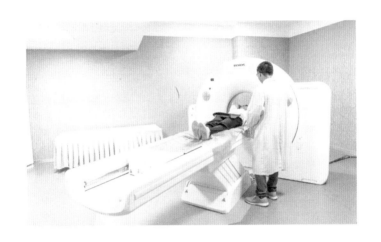

是的,每年都应该做一次全身的检查。

首先祝贺肾友们成功越过又一道人生的困境,能够赏阅到更多的美景。雷霆雨露,俱是春风,顺意处是美景,拂心处亦是美景,坦荡应对,积极处理,就可以登高望远,不畏遮眼浮云。

除了每次门诊规律随访外,到了每年满周年的时候,宽慰之余,请抽时间完善以下的检查项目。规律的体检,可以及时发现微小问题,将其处置在萌芽之中。

以下是肾友们在肾移植术后每隔一整年要检查的项目清单,大家可以按列表请医生开化验单。

表 7–1　肾移植术后每年检查项目清单

性　别	检　验	检　查
男	血常规、尿常规、肝功九项、肾功四项、离子五项、糖化血红蛋白、葡萄糖、心肌酶谱、甲功八项、甲状旁腺素、血脂四项、乙肝五项＋丙肝、肿瘤标志物、前列腺特异性抗原（PSA）	头颅 CT、胸部 CT、甲状腺及周围淋巴结 B 超、甲状旁腺 B 超、心脏彩超、颈部血管 B 超、肝胆胰脾 B 超、原泌尿系 B 超、阴囊及内容物 B 超、骨密度、胃镜＋肠镜
女	血常规、尿常规、肝功九项、肾功四项、离子五项、糖化血红蛋白、葡萄糖、心肌酶谱、甲功八项、甲状旁腺素、血脂四项、乙肝五项＋丙肝、女性肿瘤标志物	甲状腺 B 超、头颅 CT、胸部 CT、心脏彩超、颈部血管 B 超、肝胆胰脾 B 超、原泌尿系 B 超、骨密度、胃镜＋肠镜、子宫及附件 B 超、乳腺红外线检查、妇科检查

同时应注意原泌尿系 B 超的结果，当原肾出现肾积水时，应该充分警惕积水部位以下是否存在肿瘤、息肉等导致梗阻的因素。

（张　更）

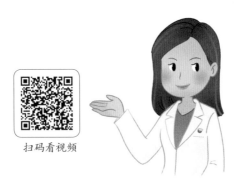

扫码看视频

视频 7–1　移植术后每到一个整年就需要做一次全身检查吗？

86 移植受者的合理饮食结构应该是怎么样的？

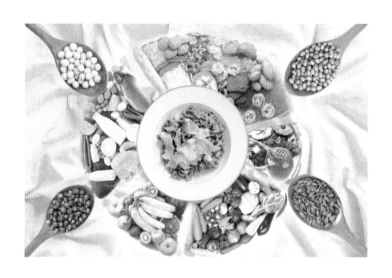

术后合理的饮食结构应该是：高糖类（40%）、低脂（30%）、低热量（每天约为1500cal）、适量蛋白质（30%~40%）。另外，术后建议少吃精制糖，并养成低盐的饮食习惯。保证合理、均衡的饮食结构对于肾友们来说是很重要的，所以应当每天坚持。

移植术后，部分肾友由于激素的作用，食欲会增加。有些肾友不停地吃东西仍不觉得饱，但如果放任自己不采取任何控制措施，就可能会很快长胖，不利于健康。另一方面，免疫抑制药的用药量是根据体重计算的，如果体重过快增加，可能会导致药物剂量相对偏低，影响免疫抑制效果。所以，建议大家吃七分饱。一般体重恢复到生病前的平均水平，或者比移植前增长 10kg 以内比较合适。

而对于移植后总觉得有饱胀感的肾友，建议少食多餐，要少吃产气和膨胀的食物，如卷心菜、椰菜、洋葱、碳酸饮料，还要少吃脂肪和辛辣食物。偏瘦者可以适量增加蛋白质的摄入，牛奶、鸡蛋、鱼类和禽类都是比较好的蛋白质来源。饭后可以适量散步和活动。如果饱胀感比较严重，可向随访医生反映情况，加用助消化的药物。

高血压肾友应坚持低盐饮食：做菜时尽量减少食盐、洋葱盐、大蒜盐、调料包和酱油的用量，可使用香料或香草调味。避免食用食盐加工、灌装、保存的食品，避免食用快餐。部分食盐替代食品中含有大量钾盐，在得到医生认可之前不要服用。

高血脂肾友需限制胆固醇摄入：注意控制胆固醇的总摄入量，每天不能高于 200mg。动物的脑、脊髓、内脏、蛋黄、家禽的皮、全脂奶制品、贝壳类和软体类食物含有较高的胆固醇，因此这类食物要不吃或少吃。饮食中也应包含适量胆固醇含量较低的食物（如瘦猪肉、牛肉、鸭肉、鸡肉、鱼类、蛋清和低脂或无脂乳制品）；植物油比动物油更健康，尽量用植物油替代动物性脂肪（不使用动物油的情况下，每月使用植物油 500～750g 比较理想）。多吃蔬菜、瓜果，以增加纤维素的摄入。适当吃些有降胆固醇作用的食物，如山楂、洋葱、大蒜、金花菜（草头）、海带等。这些食物中，有的还同时具有抗凝血作用，对预防血栓形成和冠心病也有好处。

糖尿病肾友则要注意：忌食白糖、红糖、葡萄糖及糖制甜食。少食土豆、山药、芋头、藕、洋葱、胡萝卜、猪油、羊油、奶油、黄油、花生、核桃、葵花籽、蛋黄及动物的肝、肾、脑。宜食全麦食品，如大麦、小麦、燕麦片、玉米面等；黑绿色蔬菜，如椰菜、菠菜等；水果；低脂饮食，如无脂或低脂牛奶、酸奶、干酪等；高蛋白饮食，如鱼、瘦肉、鸡肉、鸡蛋等。糖尿病的治疗过程中，如果血糖降低太快可引起低血糖症；服用现成的糖类后可缓解症状，因此建议随身携带糖果，以防万一。

改变饮食习惯包括以下多种小窍门：多选择鱼类或禽类，少吃牛肉、猪肉；适当减少每餐的进食量，增加进餐次数，少食多餐，多吃绿叶菜和水果；整理冰箱，将健康食品放在显眼易取的位置，购买食品时注意标签上关于胆固醇和脂肪含量的说明；每天吃 100g 左右的奶类或奶制品，帮助补钙。

（王长希　谢焓君）

87 肾移植后每天监测体重到底有多重要？

一般来说，肾友们在出院时，医生往往都会再三叮嘱要记得每天测量体重，你知道这有多重要吗？肾移植后每天早上测体重，是监测每天的液体出入量是否平衡的一个非常简单有效的方法。

每天尿量的多少受当天液体摄入量/出汗量的影响，所以尿量的绝对值并不能准确反应移植肾的功能状态。然而，体重却可以直观反映每天液体的出入平衡情况。

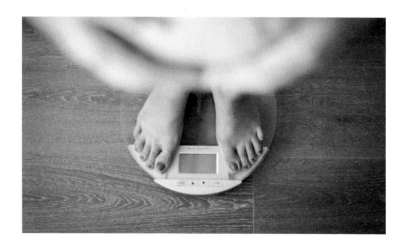

此外，肾移植手术可以改善甚至纠正尿毒症透析期间所导致的多种损害，使得肠胃道的消化和吸收功能明显改善，加上类固醇激素（类固醇激素在维持生命、调节性功能，对机体发

展、免疫调节、皮肤疾病治疗及生育控制方面有明确的作用）等药物的作用，肾友术后往往会有食欲上的明显增加，从而引起体重增加。

根据数据表明，体重增加绝大多数发生在术后 2～16 个月内，体重的增加会使每天出入水量的记录产生偏差，因此在肾移植术后，尤其术后 1 年内应该严格控制自己的体重。

同时，由于肾友术后服用的免疫抑制药物，往往需要按照体重计算调整给药剂量，如果体重明显增加，会增加这些药物的用量，所以有意识控制自己的体重是很必要的。因此，建议各位肾友平时饮食应当减少高脂食物的摄入，控制每天的饮食量。另外，决不能使用减肥药，目前市场上的大多数减肥药是靠降低消化道能力，加速排泄来减肥的，服用后通常会导致严重的腹泻或消化不良，将严重影响免疫抑制药的吸收。

除了注意饮食结构、参加必要的家务劳动、正常上班外，还要有效控制体重，动态监测自身体重指数，为此必须制订合理的锻炼计划。

体重指数（BMI）=体重（kg）/身高（m）的平方。

体重指数＞25 为肥胖，＜18 为营养不良。

（王长希　谢佶君）

肾移植术后每天喝多少水合适?

肾移植术后，当肾功能恢复得很好时，就可以正常喝水了。但有些肾友又担心喝水过量导致肾脏负荷过大，影响了肾脏功能。那么移植受者每天需要摄入多少水呢?

我们每天所需的水分主要通过饮食摄入，这里水分并不仅仅是指喝下去的水，还包括水果、汤、粥等。大部分食物虽然看着没有水，但其实含水量都超过60%，所以这部分水不能忽视;如果是在住院期间，每天输入的液体也要算在里面。水分离开人体的途径主要是通过排尿、出汗、呼吸和无感觉体表蒸发。正常人饮水量每天1500~2000ml，而移植后每天饮水量最好保证在1500~2000ml。

肾移植术后，如果血肌酐没有降到正常水平，每天的尿量低于1000ml，应该严格限制饮水量，坚持每天监测体重，量出为入。每天饮水量的原则是:一天的水摄入量＝前一天的尿量＋(500~700)ml。同样道理，如果慢性肾功能不全出现下肢及眼皮水肿时，也需要控制喝水量，特别是不要一次喝大量的水，可以少量多次，根据水肿及尿量情况来控制摄入水量，以及需要控制每天盐的摄入量。

(邱 涛)

89 肾功能恢复后，是不是喝水越多越好？

水虽然重要，却不是越多越好，有的肾友一天喝水4000~5000ml，这种行为和"不渴不喝"一样是不正确的。即使肾功能没有问题，短时间内饮水量过大时，在少数人会引起"水中毒"现象，出现循环血量增多，血浆渗透压下降，导致血液中稀释性低钠，可发生大量排尿，出现头晕、呕吐、虚弱、心跳加快等症状，严重还会出现痉挛、昏迷，甚至危及生命。同时，也不要出现"不渴不喝"的另一个极端，在不渴的时候也要喝一些水，养成良好的喝水习惯。另外还要提醒大家的是，在运动或大量出汗后记得喝温水，并且慢慢喝，切忌饮用凉水或冰水。因为这时心脏处于一个高速运转的状态，消耗了大量的热量与电解质，如果迅速喝大量的水，尤其是凉水和冰水，就会更加消耗身体的热量，让胃和心脏突然收缩（热胀冷缩），导致心脏功能急剧下降，也会导致胃液的稀释和消化功能的下降。

（邱　涛）

肾移植术后是否需要运动锻炼等方式改善体质？

　　适度的运动锻炼可以增强体质，对于肥胖及骨质疏松也是很好的防治手段，因此建议每个肾友都进行适当的运动锻炼，但需要注意运动时间和运动的量，以及注意自身生理状态，要循序渐进，张弛有度，不能操之过急。

　　首先一定要与移植医生沟通，在复查过程中，医生会根据肾友的恢复进度对运动锻炼提出建议。术后不建议一开始即进行高强度的体育锻炼，建议以散步、慢走等方式为主，每天运动后微微出汗即可。3个月以后根据自身的情况可以逐渐增加运动量，选择适合自己的运动方式，如快走、慢跑、游泳、骑自行车等，同时要关注呼吸功能、心功能、肾功能等身体状态。心肾功能良好者，可适当增加运动强度及运动次数；身体素质欠佳，肾功能不全的肾友需注意减少运动量，不要勉强。运动前建议热身，选择合适的环境，并及时补充水分。尽量避免选择过于人少的地方，以防在发生意外的时候不能及时得到帮助；天气寒冷或炎热时，应选择每天温度最适宜的时间段（夏天的傍晚及冬天的午后）进行锻炼，注意保暖和预防中暑；雾霾天气，应避免户外运动。此外，应定期到医院进行复查，并根据自身的身体情况对锻炼计划及时调整。

（邱　涛）

91 日常生活中什么运动最适合移植患者，运动有哪些注意事项？

在日常活动中，加强锻炼对提高身体素质，改善免疫力很有必要。通常在术后 3 个月就可以开始体育运动了，每周可安排 3～5 次运动。应以循序渐进为原则，慢慢增加运动强度，千万不能一开始就进行剧烈运动，以免加重肾脏负担。那么哪些体育运动比较适合肾友呢？

首先，选择的运动方式不能过于激烈，早期建议多做有氧运动，如快走、慢跑、瑜伽、乒乓球、骑自行车、游泳、太极拳、羽毛球、广场舞。而那些直接对抗的体育运动则不太适合，如篮球、足球、搏击等。也不推荐举重、跳高、跳远等容易增加腹压的运动。运动前可进行 2～5 分钟的热身，运动后可进行拉伸，缓解肌肉酸痛，促进血液循环，提高身体恢复能力。运动量以微微出汗、感觉有点累为度，如果每次运动后第 2 天比较疲惫，那就需要减少运动的强度和时间。运动过程中出现胸闷、心悸、喘气、头晕、乏力、肢体肿胀等症状时，应该停止体育运动，休息后观察自身状态，下次运动时候注意减少运动量和运动时间，反复发作需及时去医院检查。另外，所有运动应在饭后 2 小时进行，空腹不宜运动。运动后及时补充水分，伴有糖尿病的肾友建议随身携带糖果，以防发生低血糖。

（邱　涛）

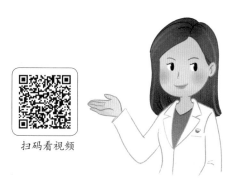

扫码看视频

视频 7-2　肾移植术后每天喝多少水合适？是否需要运动锻炼？

92 移植术后为什么要避免阳光下暴晒?

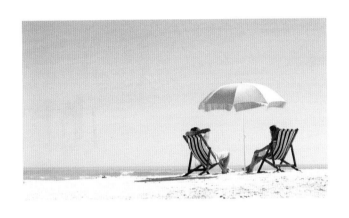

　　适当地进行日晒可以促进钙的吸收，减少骨质疏松，调节心血管系统活性因子的含量，从而改善血压，对身体是有好处的。建议选择每天上午 10 点或下午 4 点左右，每次晒半个小时即可，以晒背为主，避免阳光下暴晒。在高海拔地区（海拔 1500m 以上）应避免皮肤接受阳光直射，因为高原地区紫外线强，通常是平原地区的 2～3 倍，容易造成皮肤组织的损伤，诱发皮肤癌变。移植受者皮肤癌的发病率较普通人群明显增高，特别是白种人发病率是普通人群的 5 倍左右，所以可以适度进行日光浴，但避免暴晒。若出现皮肤溃疡、皮肤炎症等相关问题，应去医院及时就诊。

（邱　涛）

93 肾移植后去海拔高的地方需要注意什么？

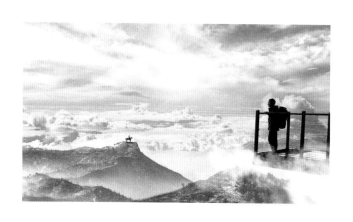

据科学测定，海拔每升高 1000m，空气中的氧气含量就会减少约 10%。由于高海拔地区氧气稍微稀薄，每个人的耐氧量及体力有所不同，感受也不相同。一般而言，当血压正常、肾功能正常、血红蛋白正常时，在海拔 3000 米以下的地方，一般不需要特别注意；如果前往海拔超过 3000 米的地方，需要非常谨慎，且提前做适当准备。如果肾功能不全，如血压偏高、血肌酐大于 200μmol/L、血红蛋白 100g/L 左右，则需谨慎前往高海拔地区。对于那些血红蛋白低于 80g/L 的患者，则不建议前往高海拔地区。

同时，高海拔地区由于空气干燥，体表排汗很快蒸发，呼吸及运动较平常排出的水分更多，容易出现脱水等症状。因此，应适当增加饮水量及补充盐分，多吃水果、蔬菜，增强自身体质，做好个人防晒措施。初期避免行剧烈的运动及重体力劳动，待机体慢慢适应环境。出现高原反应迟迟不能缓解时，应及时就医。

（邱　涛）

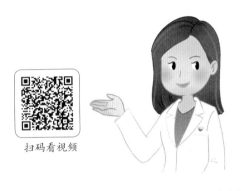

扫码看视频

视频 7-3　肾移植术后可以晒太阳吗？去海拔高的地方需要注意什么

94 肾移植术后多长时间可以做体力劳动?

肾友身体恢复出院后都盼望早日重返工作岗位,或者在家做一些体力劳动,做回一个普通人,为家庭分忧。这种想法值得鼓励,但应量力而行,根据身体素质和术后恢复情况而定。如果肾功能很稳定,出院回家后就可以开始做一些轻微的简单家务,如洗菜做饭。但请注意,1年内不要做扫地、抹灰、整理陈旧物品等可能有扬灰的家务,以免感染。

肾功能稳定半年以上,身体状况稳定时,可以进行一些比较轻松的工作,但要注意工作量的适应过程,要有从轻微到强度逐渐增加的过渡,时间上可以由开始的2小时,慢慢过渡到半天时间,最后再过渡到一个正常的工作时间段,逐渐适应工作环境。遵循循序渐进、由少到多、由轻到重、量力而行的基本原则。术后1年以后,身体机能好,肾脏等器官功能正常,进行绝大部分体力活动没有问题。若实在不好掌握,则需咨询医生以获得良好建议,并及时将情况反馈给医生。同时,由于工作环境人员复杂,应注意随时做好个人消毒及防护,防止发生交叉感染,按时就餐及服药,定期来医院就诊,以评估个人情况。

(邱 涛)

95 移植后对睡觉时间有要求吗?

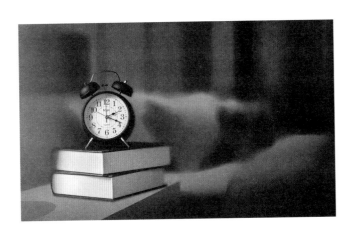

　　高质量的睡眠是维持良好身体内环境的必要条件。肾移植术后早期由于应用较大剂量免疫抑制药,同时由于手术疼痛、术后紧张、焦虑不安等因素,许多肾友会出现失眠、入睡困难、早醒等情况。对于这个现象,首先自己要学会调整,避免过度的焦虑紧张。若睡眠障碍无法调节,可在医生的帮助下借助安眠类药物建立正常的作息规律,常见药物包括安定、舒乐安定、思诺思等。这些药物不良反应较小,临床使用很安全,但均应在专科医生的指导下应用。

　　度过了早期的失眠、焦虑期,大部分患者的作息规律调整得很好,晚上都会有一个高质量的睡眠。但是随着移植时间的延长,有部分肾友可能会放松对自己的管理,特别是年轻肾友，经常晚睡晚起，出现熬夜玩手机、打游戏、吃夜宵等行为。而生活规律和生物钟的紊乱，除了影响肾脏功能外，对身体有很大危害。长此以往会降低机体免疫力，从而增加感染的风险。正常作息规律应该是每晚 10～11 点入睡，早晨 6～7 点起床，每天中午 12～14 点之间有 1 个小时左右午休，这能够改善下午的精神状态。每天保证至少 8 小时的睡眠，对每个人都是最佳的选择。对于睡觉姿势，肾移植术后早期建议平卧位，或者朝向非手术侧卧位睡眠，尽量避免趴在床上睡，避免肾脏受压。有腰椎间盘突出的肾友，应该多睡硬板床；而颈椎增生的肾友，最好把枕头垫在颈部。保持规律的生活作息才能使肾脏"长治久安"。对于偶有失眠症状的肾友，可通过适当增加运动量及调整卧室内的环境（降低光线及声音）进行改善。

（邱　涛）

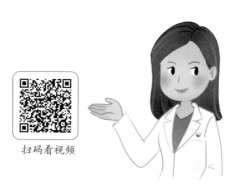

扫码看视频

视频 7-4　肾移植术后可以体力劳动吗？睡眠时间有要求吗？

96 男性肾移植受者能结婚生子吗?

如果肾功能稳定，健康状况良好，男性肾移植受者不但可以结婚，而且可以生育。但由于手术创伤和术后药物的使用对男性精子质量有一定影响，考虑到优生优育的问题，男性肾友需要重视生育时机的选择，应在移植肾功能正常 6 个月后进行，最好在术后 1～2 年后，免疫抑制药维持在最小剂量，药物浓度稳定，移植肾无胀痛，无排斥反应发生时为佳。生育之前应进行医疗咨询和临床常规检查，各项化验指标正常，无细菌、霉菌、病毒感染，移植肾彩超形态、血流均正常。ITNS指南指出，西罗莫司可能会影响男性生育能力，国家药品监督管理局建议，男性患者应在使用吗替麦考酚酯和麦考酚酸治疗期间和停止治疗后至少 90 天内避孕。该建议是对药物遗传毒性的预防措施。为保证精液质量，精液常规检查不能忽视。妻子怀孕后进一步加强产前检查，以确保优生。

（尚文俊）

97 女性肾移植受者能结婚并且生育吗？

对于女性肾移植受者，术后身体状态稳定符合条件的话，可以在停用或减用部分免疫抑制药后考虑生育。但妊娠有风险，怀孕期间关于各种药物和孕期疾病要慎重对待，重视孕期的自我管理，是否选择哺乳更要全方面综合考虑。女性肾友生育应慎重，因为妊娠易引起肾功能的恶化，肾脏慢性排斥的发生率会增加，感染率亦升高，亦可能在妊娠过程中发生流产、早产或妊娠高血压综合征。建议准备生育的女性不能过早怀孕，以免加重移植肾的负担，出现排斥反应，在肾功能正常3～4年后妊娠为佳，妊娠期间必须严密监测肾功能、血压、巨细胞病毒和疱疹病毒抗体、24小时尿蛋白定量、尿培养及胎儿发育情况，根据妊娠情况及移植肾功能，决定是否终止妊娠。因女性在怀孕期间和生产时对移植肾影响较大，所以符合各项条件的女性受者在考虑生育时，一定要先询问移植医生，并做好相关评估和准备。

（尚文俊）

98 　移植后夫妻生活需注意什么?

有部分受者因担心性生活会影响移植肾功能,故而过度节制性生活,甚至拒绝性生活。事实上,这种想法是错误的。适当的性生活不仅不会对身体有不良影响,反而可以帮助促进夫妻感情和家庭和谐。术后性生活开始的时间没有一个明确的定论,应该取决于移植术后肾脏功能恢复的情况,而且个体间的差异也非常大。一般情况下,开始正常的性生活应该在术后3个月以上,早期性生活不宜频繁,以次日精神状态好、身体无疲劳感及无腰酸等症状为适度。

肾移植后的性生活应采取避孕措施,女性肾友避孕以宫内节育器或输卵管结扎为好,做好个人卫生,防止盆腔及泌尿系感染。性生活结束后,女性肾友需排尿,以减少尿路感染的机会。男性肾友若包皮过长,每天翻转清洗包皮垢;若经常包皮感染或包茎者,建议行包皮环切术。性伴侣应经常进行妇科检查,若有妇科疾病如阴道炎应及时治疗。

(尚文俊)

99 肾移植术后备孕时机如何选择?

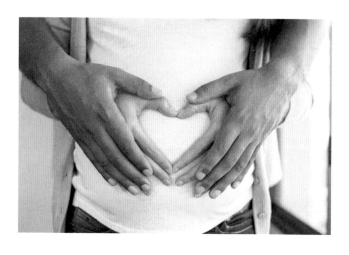

对于男性，性功能恢复后，部分人可恢复生育能力。男性肾移植受者术后 2 年以后生育子女是安全的，对移植肾功能无明显损害，且肾移植手术对后代的健康、智力水平等方面无明显影响。

育龄期的女性受者在接受了成功的肾移植手术之后，随着血肌酐的下降，肾功能的逐步恢复，通常能在 1～20 个月之内恢复正常月经。有研究发现肾移植术后 2 年内妊娠会增加移植肾失功风险，子痫前期和高血压发生率亦高于移植 2 年后妊娠。在成功进行肾移植术 2 年后，排斥反应发生的概率明显减少，移植肾的功能已趋于稳定，妊娠的时间选择在移植后 2 年较为适宜。欧洲透析与移植协会建议肾移植受者妊娠前应具备以下条件：移植妊娠间隔时间 ≥ 2 年且总体健康状况良好；移植物功能稳定（肌酐 ≤ 133μmol/L）；近期无排斥反应发生；少于或仅使用 1 种药物控制血压，且血压正常；无蛋白尿（尿蛋白 ≤ 0.5g/d）；B 超显示移植肾正常，无肾积水、肾结石表现；推荐免疫抑制药的剂量为泼尼松每天 ≤ 15mg，硫唑嘌呤每天每千克体重 ≤ 2mg，吗替麦考酚酯在准备妊娠前停药 8 周以上。ITNS 生育健康指南也建议移植术后 6 个月内不宜妊娠。在评价接受肾移植女性的理想妊娠时机，应进行个体化分析，既要关注移植肾的功能和受者的一般情况，也要兼顾女性的生育能力，以选择合适的妊娠时机。怀孕后需进一步加强产前检查，以确保优生优育。

（尚文俊）

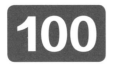

备孕期间如何调整免疫抑制药？

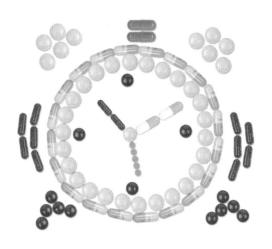

目前关于妊娠期间免疫抑制药调整的报道仍较少，不同移植中心尚无统一标准。美国食品药品管理局根据免疫抑制药对生育的影响，将其分为五类：A 类，对人类无风险证据；B 类，动物实验显示有危险性，但无人类危险性的证据；C 类，有潜在风险，但孕妇使用该药物的益处大于风险，如糖皮质激素；D 类，有肯定的风险证据，如硫唑嘌呤、吗替麦考酚酯等；X 类，禁忌使用。多数专家认为，环孢素、他克莫司、泼尼松对妊娠是相对安全的。从理论上来说，硫唑嘌呤与吗替麦考酚酯一样，有潜在致畸不良反应。但临床 D 类免疫抑制药中，

表 7-2 常用免疫抑制药物对移植受者妊娠期间的影响

药　　物	FDA 妊娠安全等级	对母亲的常见不良影响	对胎儿的常见不良影响
糖皮质激素	C	妊娠期高血压、糖尿病风险增加等	致畸率（4%）、腭裂发生率增加，IUGR 等
硫唑嘌呤	D	白细胞减少症、胃肠道不良反应等	致畸率（7%）、早产，IUGR 等
环孢素	C	高血压、肾功能不全等	致畸率（3%~5%），IUGR 等
他克莫司	C	高血压、肾功能不全等	致畸率（4%~6%），IUGR 等
吗替麦考酚酯	D	白细胞减少症、胃肠道不良反应等	致畸率（22%）
西罗莫司	C	胃肠道不良反应、黏膜炎等	致畸作用未知，在动物模型中，胎儿体重减少、骨骼结构的骨化延迟

FDA. 美国食品药品监督管理局；IUGR. 宫内生长受限

硫唑嘌呤应用最多，因此美国移植协会建议，移植术后妊娠与生育者在受孕前 6 周停用吗替麦考酚酯，改换成硫唑嘌呤。EBPG 指南建议，至少在妊娠前 6 周停用吗替麦考酚酯。无移植物排斥反应的前提下维持免疫抑制药最低剂量是确保母婴安全的关键。

肾移植术后妊娠对于母体及胎儿均有一定程度的风险，对于肾移植后计划妊娠的女性肾友，应充分评估移植肾功能，选择恰当的怀孕时机，移植后肾功能稳定期大于 2 年的女性妊娠相对安全；应在妊娠前至少 6 周将吗替麦考酚酯转换为硫唑嘌呤，降低胎儿畸形率；调整其他免疫抑制药剂量，定期监测各项指标，同时积极控制血压、改善贫血、调节血脂，防治各种并发症，能有效提高肾移植术后妊娠的安全性。

（尚文俊）

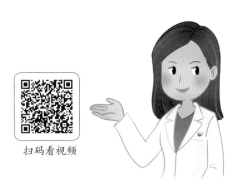

扫码看视频

视频 7-5　肾移植术后夫妻生活需注意什么？生育的注意事项有哪些？

101

肾移植术后多久可以喂养宠物，什么宠物可以养？

原则上移植受者是不建议养宠物的。猫狗本身就是多种病原体的载体，同时宠物脱落的毛发在空气当中也会刺激人的免疫系统，导致人体免疫系统出现过高的反应。另外，猫类容易携带弓形虫，鸟类容易携带葡萄球菌，从这个角度上来说，养宠物肯定会对移植受者不利。人对狂犬病普遍易感，感染后死亡率接近100%，正常人猫狗咬伤后可立即注射狂犬疫苗对抗病毒，但由于移植患者免疫力低，病毒进展会十分迅速，一旦被咬，后果比较严重。如果不幸被猫狗咬到，应该在第一时间将伤口处的血液挤出来，避免血液内的细菌引发伤口肿胀和化脓；在挤出血液以后，需要使用清水和消毒水来进行清洗，先用清水进行清洗，然后使用消毒水来进行消毒杀菌；使用透气的纱布或胶布进行包扎；尽早使用狂犬病血清，注意是血清，不是疫苗；按要求注射狂犬疫苗，同时联系医生调整免疫抑制药。

猫、狗、鸟类等长毛动物对于肾友来说均带有潜在危害，所以肾友应该从自身健康角度出发，尽量避免饲养和接触。短毛犬及一些水生动物或爬行动物，如金鱼、乌龟等携带的对人类有危害的病原体会少一些，传染给人的机会也不大，可酌情饲养。饲养时应做到勤洗手，保持宠物干净，保持宠物的活动范围和宠物就餐用具的洁净，不要让宠物舔肾友的脸；不要接

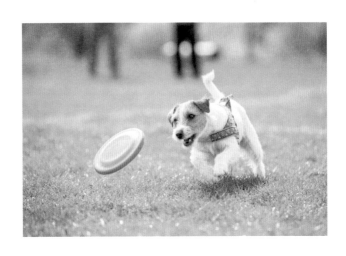

触宠物的任何体液或排泄物，清洁宠物时必须要戴塑胶类手套，并使用杀菌剂。一般来说"喵星人"比较容易携带弓形虫，并可通过排泄物传染给人。因此请保持宠物猫的排便器远离厨房及餐厅，每天清洁，定期消毒，清洁后一定要洗手。注意定期给宠物注射疫苗。

（尚文俊）

102 肾移植术后多长时间可以在家里少量养花和绿叶植物?

一般来说,医生护士会在肾友们出院时嘱咐避免直接接触泥土,尽量不要在室内养花草。因为肾移植术后康复期属于易感时期,对周围生活环境质量要求高。这一阶段最好单独居住,并保持环境的通风卫生。若室内养花,花盆中的泥土产生的真菌孢子会扩散到室内空气中,引起人体浅表部位感染,还可能侵入人的皮肤、呼吸道、外耳道、脑膜及大脑等部位。这对于原本就患有疾病、体质不好的肾者来说,如同雪上加霜。所以特别喜爱种植花草的肾友,移植术后1年内,不要从事任何园艺劳作。

很多人喜欢在室内养花,改善和美化室内环境,但如果选择不当,反而会造成室内污染。因此,养花应注意选择好品种。室内最适宜选择四季常青的花木或能吸收有毒气体的品种,如吊兰、文竹、万年青、仙人掌、龟背竹、常春藤等。

丁香、夜来香在夜间能散发刺激

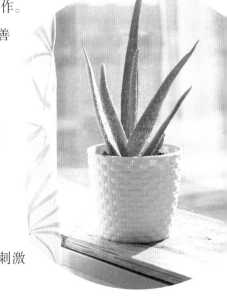

嗅觉的微粒，对高血压和心脏病患者有不利影响；夹竹桃的花香能使人昏睡、智力降低；洋绣球散发的微粒会使人皮肤过敏，发生瘙痒；郁金香的花朵有毒碱，过多接触易使人毛发脱落；松柏类花木散发出的油香，会影响人的食欲。这些植物花草不宜进行养殖。

兰花香气会引起失眠，含羞草有可能引起脱发，紫荆花花粉会引发哮喘和加重咳嗽，夜来香可引起头晕目眩，百合花香气能引起失眠，月季花香气令人郁闷，夹竹桃分泌的乳白色液体会令人中毒，松柏芳香令人食欲不振，绣球花易致人过敏，郁金香花朵会引起人脱发。所以，这些花应尽量避免在卧室摆放。

在养好身体的情况下，爱好养花草的肾友可以在术后 1 年以上，进行轻松的养花养草劳作，戴好帽子、口罩和手套，避免直接接触泥土，避免扬尘，注意个人卫生，尽量养一些对身体有益处的花草。

（尚文俊）

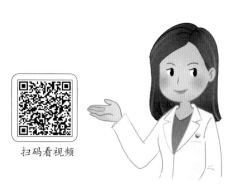

扫码看视频

视频 7-6 肾移植术后家里可以养动植物吗？

103

肾移植术后，总是怕移植肾会出问题，思想包袱很重，总觉得自己有别于常人，怎么办？

在经历了长期疾病治疗和移植手术创伤等一系列肉体和精神上的煎熬后，肾友心理上已积累相当多的压力；再加上移植术后面对激素等各种药物的使用、对各种移植并发症的担心和恐惧，以及生活上的诸多改变，多数肾友都会出现沮丧、焦虑、紧张、忧虑、抑郁等心理问题。另外，很多肾友在术后觉得身体状况没有达到术前的期望值，这种心理上的落差是导致情绪不稳定的一个重要原因。

作为一名移植患者，如果存在以上感受的话，其实并不孤独，因为已经经历了一段很长时间的苦难，感到抑郁是正常的。同时，一些免疫抑制药也可以引起烦躁、情绪低落、焦虑。这时可以和医生讨论，听取医生的建议，也可以把感受告诉给家人和朋友，又或者与其他肾友进行交流，谈论一下自己的感受，也许当把这一切说出来的时候，就会觉得好了很多。此外，一些有效的心理调节方法建议移植受者可以尝试，例如听音乐松弛情绪、看电影转移注意力、锻炼身体、到空气清新的大自然放松自己、多帮助他人等，精力和体力是保持乐观情

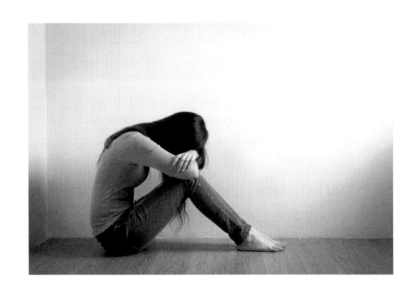

绪的基础。负面情绪可使人的稳态失去平衡，自身调节能力下降，导致生理功能紊乱，发生内分泌功能障碍、免疫功能下降等问题，进而增加人体对疾病的易感性，或者加重原有的疾病，甚至促进肿瘤的生长。总之，不要被情绪所控制，而是学会控制情绪，如果发生抑郁等症状及情绪问题时，一定要用积极乐观的态度去面对及治疗。

(1) 抑郁情绪的自我测评：抑郁是一种负性、不愉快的情绪体验，是以情感低落、哭泣、悲伤、失望、活动能力减退及思维、认知功能的迟缓等为主要特征的一类情感障碍，一般需要根据下述标准进行诊断，注意不要将正常的情绪波动看成抑郁障碍，也不要将抑郁症视而不见。

症状诊断包括心理症状和躯体症状。心理症状以情绪低落为主要特征，表现为闷闷不乐或悲痛欲绝，持续至少2周，并且造成一定程度的社会功能影响，另外还需伴有下述症状中的4项：①对日常生活丧失兴趣，无愉快感；②精力明显减退，无原因的持续疲乏感；③精神运动性迟滞或激越；④自我评价过低，或自责，或有内疚感；⑤联想困难，自觉思考能力显著下降；⑥反复出现想死念头，自杀倾向；⑦失眠、早醒或睡眠过多；⑧食欲不振，体重明显减轻；⑨性欲明显减退。

许多肾友即使有情绪抑郁等心理问题，却常以躯体不适等症状为主诉，抑郁障碍患者常伴有一定程度的躯体症状（睡眠障碍、疲乏、喉头及胸部缩窄感、胃纳失常、便秘）。症状表现的形式可以多种多样，涉及全身各系统，如胃肠症状（恶心、呕吐）、心血管症状（心慌、期前收缩、心动过缓、心前区疼痛）、皮肤和运动系统症状（脱发、瘙痒、运动迟缓）等，因此必须注意识别。

(2) 抑郁症的治疗：包括以下几种常见方法。

药物治疗用来改变脑部神经化学物质的不平衡，包括抗抑郁药、镇静药、安眠药、抗精神病药物。药物方面的治疗，需要求助于精神专科医生。

心理治疗主要用以改变不适当的认知、思考习惯或行为习惯，比较能够根本地解决问题。心理方面的治疗需求助于专业心理治疗人员（包括医疗机构的临床心理师等专业心理治疗人员），一旦出现问题，可去有关医院寻求帮助。

适当增加运动对于改善肾友抑郁的效果不错，活动身体可使心情得到意想不到的放松。

养成良好生活习惯。规律与安定的生活是抑郁症患者最需要的，需要早睡早起，保持身心愉快，而不陷入自设想象的心理漩涡中。人生苦短，不论贫贱富贵都是短短数十寒暑，何不以愉悦的心情面对每一天，对凡事都抱有积极乐观的态度，努力增加个人生命的彩度与亮度。

(3) 克服抑郁心理：可以通过以下方法。

培养乐观的人生态度。抑郁是一种消极的情绪，是抑郁者消极认知的结果。要学会全面、辩证地看问题，没有失败就不会有成功。

注意锻炼自己的意志。平时应多参加一些力所能及的活动，如多做点家务等，这对锻炼树立必胜的信念。信念始终成为引导和鼓舞人们朝着既定目标前进的指路明灯和推进器。

学会合理表达自己的感情。抑郁的人多是极力压抑自己某种不满、愤怒的情绪，这种情绪或是得不到表达，或是不会表达。要记住，每个人都有表达自己所有感情的权利和必要，压抑只会造成抑郁。

（王长希　谢佶君）

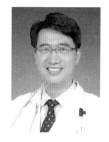

王长希　教授，主任医师，博士研究生导师。现任中山大学附属第一医院器官移植科主任。中华医学会器官移植学分会肾移植学组副组长，中华医学会器官移植学分会儿童移植学组副组长，中国医药生物技术协会移植技术分会候任主委。《中华器官移植杂志》《中华移植杂志》《器官移植》等期刊编委，《中华医学杂志（英文版）》通讯编委。发表中英文论著300余篇，主编/参编肾移植专著9部，获广东省科技进步一等奖、广东医学科技二等奖。擅长儿童肾移植、小儿供体捐献肾脏移植、边缘供肾的评估与移植应用。

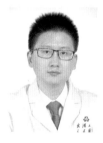

邱　涛　博士，武汉大学人民医院，参与各类肾脏移植手术逾千例，在肾移植领域具有丰富的理论知识和临床经验，擅长肾移植术后感染性疾病、肾脏病复发、排斥反应等并发症的诊治。主持或参与科研项目十余项，发表论文50余篇，参编著作2部。担任中华医学会器官移植分会青年委员会委员，中华医学会器官移植分会围术期管理学组委员，中华医学会器官移植分会感染学组委员，中国医师协会器官移植医师分会肾移植学组委员。

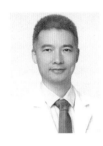尚文俊　郑州大学第一附属医院肾移植科副主任，博士，主任医师，硕士研究生导师。2004—2005 年在加拿大蒙特利尔大学访问学习，开展低龄低体重亲属及 DCD 儿童肾移植。《中华器官移植》《器官移植》等杂志特约编委，担任多个学会任职。主持国家自然科学基金 1 项，省级科研基金项目 6 项，第一作者及通讯专著发表论文 30 余篇，其中 SCI 收录 8 篇，主编、副主编专著 3 部，获国家发明专利 1 项。

参考文献

[1] Hickman L A, Sawinski D, Guzzo T, et al. Urologic malignancies in kidney transplantation[J]. Am J Transplant,2018,18(1):13–22.

[2] 刘芳芳，王世霞，张艳美 . 认知行为护理对肾移植术后患者生活质量及睡眠质量的影响 [J]. 西藏医药，2019, 40(1):139–141

[3] 李果，赵上萍，王妙维，等 . 早期康复训练在肾移植受体患者术后应用的效果观察 [J]. 华西医学，2021,36(05):578–581.

[4] Coscia L, Kosmach–Park B, Lawrence K, et al. Pregnancy and parenthood after transplant[DB] . International Transplant Nurses Society,2017.

[5] Rose C, Gill J, Zalunardo N, et al. Timing of pregnancy after kidney transplantation and risk of allograft failure[J]. Am J Transplant,2016,16(8):2360–2367.

[6] EEGOR Transplantation. European best practice guidelines for renal transplantation. Section IV:Long–term management of the transplant recipient[J]. Nephrol Dial Transplant,2002,17(1): 50–55.

[7] Coscia L, Kosmach–Park B, Lawrence K, et al. Pregnancy and parenthood after transplant[DB]. International Transplant Nurses Society,2017.

[8] Piccoli G B, Cabiddu G, Attini R, et al. Pregnancy outcomes after kidney graft in Italy: are the changes over time the result of different therapies or of different policies? A nationwide survey(1978–2013)[J]. Nephrol Dial Transpla nt,2016,31(11):1957–1965.

[9] Mckay D B,Josephson M A. Reproduction and transplantation: report on the AST consensus conference on reproductive issues and transplantation[J]. Am J Transplant,2005,5(7): 1592–1599.

[10] Adanu R, Amaral E, Amy J J, et al. EBPG Expert Group on Renal Transplantation European best practice guidelines for renal transplantation.Section IV:Long-term management of the transplant recipient.IV[J].Nephrol Dial Transplant, 2002,17(1):50–55.

[11] Gonzalez Suarez M L, Parker A S, Cheungpasitporn W. Pregnancy in Kidney Transplant Recipients[J]. Adv Chronic Kidney Dis,2020,27(6):486–498.